Richa Kothari

Complexos de cobre como agentes antineoplásicos

Richa Kothari

Complexos de cobre como agentes antineoplásicos

ScienciaScripts

Imprint

Cover image: www.ingimage.com

This book is a translation from the original published under ISBN 978-3-659-84666-3.

Publisher:
Sciencia Scripts
is a trademark of
Dodo Books Indian Ocean Ltd. and OmniScriptum S.R.L publishing group

120 High Road, East Finchley, London, N2 9ED, United Kingdom
Str. Armeneasca 28/1, office 1, Chisinau MD-2012, Republic of Moldova, Europe
Printed at: see last page
ISBN: 978-620-8-20107-4

ÍNDICE DE CONTEÚDOS

Capítulo 1
INTRODUÇÃO

O termo neoplasia é um termo coletivo para um grupo de doenças caracterizadas pela perda de controlo sobre o crescimento, divisão e disseminação de um grupo de células. Pode formar um tumor benigno encapsulado, levando à invasão e destruição dos tecidos adjacentes. Por outro lado, os tumores malignos não encapsulados crescem rapidamente, podendo espalhar-se para várias regiões do corpo e metastizar. As metástases, que são a causa de 90% das mortes por cancro, são um crescimento secundário, embora com origem no tumor primário original.

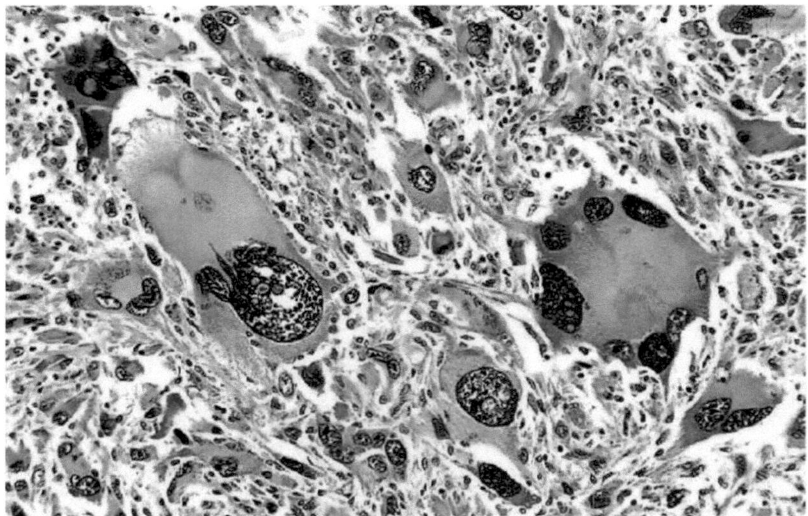

Figura 1.1: Visão Microscópica de Neoplasia do Músculo Esquelético

O cancro é causado por anomalias no material genético das células afectadas. No percurso da génese do tumor ocorre uma acumulação de mutações sucessivas em genes proto-oncogénicos e supressores que desregulam o ciclo celular. Os eventos chave para a génese do tumor são, por exemplo, mutações pontuais nas sequências de ADN, aberrações cromossómicas como translocações ou deleções e alterações que afectam a cromatina

estrutura, como a metilação do ADN ou a acetilação das histonas. O cancro continua a ser uma das doenças mais difíceis de tratar e foi responsável por cerca de 13% (7,4 milhões) de todas as mortes no mundo em 2004 [1]. Estima-se que, em 2030, cerca de 12 milhões de pessoas morrerão devido ao cancro. A terapia do cancro baseia-se principalmente na cirurgia, radioterapia, hormonas e quimioterapia. No entanto, os resultados clínicos são frequentemente apenas um curto prolongamento da sobrevivência do doente [2].

A GÉNESE DE UMA CÉLULA CANCERÍGENA

Uma célula normal transforma-se numa célula cancerosa devido a uma ou mais mutações no seu ADN. Estas mutações podem ser herdadas ou adquiridas, normalmente através da exposição a vírus ou agentes cancerígenos (por exemplo, produtos do tabaco, amianto). Um bom exemplo é o cancro da mama; as mulheres que herdam uma única cópia defeituosa de um dos genes supressores de tumores BRCA1 e BRCA2 têm um risco significativamente maior de desenvolver cancro da mama. No entanto, a carcinogénese é um processo complexo em várias fases, que envolve normalmente mais do que uma alteração genética, bem como outros factores epigenéticos (efeitos hormonais, co-carcinogénicos e promotores de tumores, etc.) que não produzem eles próprios o cancro, mas que aumentam a probabilidade de a(s) mutação(ões) genética(s) acabarem por resultar em cancro.

Existem duas categorias principais de alterações genéticas relevantes:

1. A ativação de proto-oncogenes em oncogenes. Os proto-oncogenes são genes que normalmente controlam a divisão celular, a apoptose e a diferenciação, mas que podem ser convertidos em oncogenes que induzem alterações malignas por ação viral ou de carcinogéneos.
2. A inativação de genes supressores de tumor. As células normais contêm genes que suprimem as alterações malignas - denominados genes supressores de tumor (anti-oncogenes) - e as mutações destes genes estão envolvidas em muitos cancros diferentes. A perda de função dos genes supressores de tumor pode ser o evento crítico na carcinogénese.

Foram identificados cerca de 30 genes supressores de tumores e 100 oncogenes dominantes. As alterações que conduzem à malignidade resultam de mutações pontuais, amplificação de genes ou translocação cromossómica, frequentemente causadas por vírus ou agentes químicos cancerígenos.

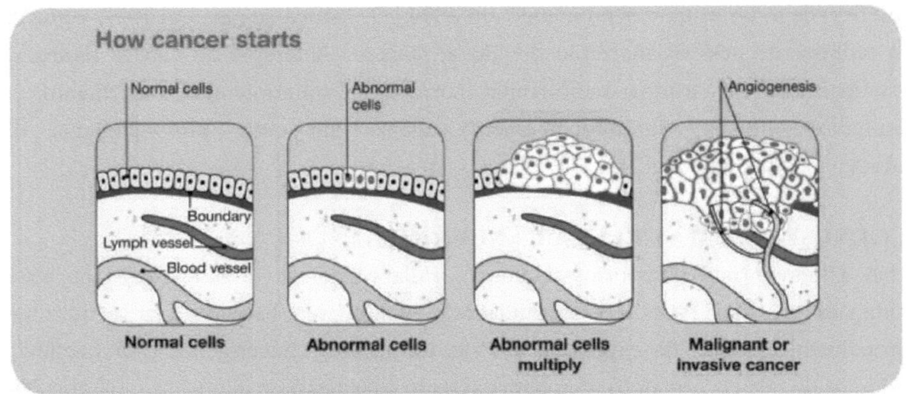

Figura 1.2: Como se inicia o cancro

AS CARACTERÍSTICAS ESPECIAIS DAS CÉLULAS CANCEROSAS : PROLIFERAÇÃO DESCONTROLADA

Não é geralmente verdade que as células cancerosas proliferam mais rapidamente do que as células normais. Muitas células saudáveis, na medula óssea e no epitélio do trato gastrointestinal (por exemplo), sofrem uma divisão rápida e contínua. Algumas células cancerosas multiplicam-se lentamente (por exemplo, as dos tumores de células plasmáticas) e outras muito mais rapidamente (por exemplo, as células do linfoma de Burkitt). A questão mais importante é que as células cancerosas escaparam aos mecanismos que normalmente regulam a divisão celular e o crescimento dos tecidos. É este facto, mais do que a sua taxa de proliferação, que as distingue das células normais.

Quais são as alterações que levam à proliferação descontrolada de células tumorais? A inativação de genes supressores de tumor ou a transformação de proto-oncogenes em oncogenes pode conferir autonomia de crescimento a uma célula e, assim, resultar numa proliferação descontrolada, produzindo alterações nos sistemas celulares, incluindo

- factores de crescimento, seus receptores e vias de sinalização
- os transdutores do ciclo celular, por exemplo, as ciclinas, as cinases dependentes de ciclinas (cdk) ou os inibidores de cdk
- a maquinaria apoptótica que normalmente elimina as células anómalas
- expressão da telomerase
- vasos sanguíneos locais, resultantes da angiogénese dirigida pelo tumor.

Potencialmente, todos os genes que codificam os componentes acima referidos podem ser considerados como oncogenes ou genes supressores de tumores, embora nem todos sejam igualmente propensos à transformação maligna. Deve entender-se que a transformação maligna de vários componentes é necessária para o desenvolvimento do cancro.

Resistência à apoptose

A apoptose é a morte celular programada, e as mutações nos genes antiapoptóticos são geralmente um pré-requisito para o cancro; de facto, a resistência à apoptose é uma caraterística da doença maligna. Esta resistência pode ser provocada pela inativação de factores proapoptóticos ou pela ativação de factores antiapoptóticos.

Expressão da telomerase

Os telómeros são estruturas especializadas que cobrem as extremidades dos cromossomas - como os pequenos tubos de metal na ponta dos atacadores - protegendo-os da degradação, rearranjo e fusão com outros cromossomas. Além disso, a ADN polimerase não consegue duplicar facilmente os últimos nucleótidos nas extremidades do ADN e os telómeros impedem a perda dos genes "finais". Em cada ciclo de divisão celular, uma porção do telómero é corroída, acabando por se tornar não funcional.
Nesta altura, a replicação do ADN cessa e a célula entra em senescência. As células que se dividem rapidamente, como as células estaminais e da medula óssea, a linha germinal e o epitélio do trato gastrointestinal, expressam a telomerase, uma enzima que mantém e estabiliza os telómeros. Embora esteja ausente na maioria das células somáticas totalmente diferenciadas, cerca de 95% dos tumores malignos de última geração expressam esta enzima, e é ela que pode conferir "imortalidade" às células cancerosas (Buys, 2000; Keith et al., 2004).
O controlo dos vasos sanguíneos relacionados com o tumor Os factores acima descritos conduzem à proliferação descontrolada de células cancerosas individuais, mas outros factores, nomeadamente o fornecimento de sangue, determinam o crescimento real de um tumor sólido. Os tumores com 1-2 mm de diâmetro podem obter nutrientes por difusão, mas a sua expansão posterior requer angiogénese, o desenvolvimento de novos vasos sanguíneos em resposta a factores de crescimento produzidos pelo tumor em crescimento (Griffioen & Molema, 2000).

DESDIFERENCIAÇÃO E PERDA DE FUNÇÃO

A multiplicação de células normais num tecido começa com a divisão das células estaminais indiferenciadas, dando origem a células filhas que se diferenciam para se tornarem células maduras não divisíveis, prontas a desempenhar funções adequadas a esse tecido. Por exemplo, os fibroblastos maduros segregam e organizam a matriz extracelular; as células musculares maduras são capazes de se contrair, etc. Uma das principais caraterísticas das células cancerosas é o facto de se desdiferenciarem em graus variáveis. Em geral, os cancros pouco diferenciados multiplicam-se mais rapidamente e têm um pior prognóstico do que os cancros bem diferenciados.

INVASÃO

As células normais, com exceção das do sangue e dos tecidos linfóides, não se encontram geralmente fora do seu tecido de origem "designado". Isto deve-se ao facto de, durante a diferenciação e o crescimento dos tecidos ou órgãos, desenvolverem determinadas relações espaciais entre si. Estas relações são mantidas por vários factores de sobrevivência específicos dos tecidos que impedem a apoptose. Desta forma, as células que escapam acidentalmente perdem estes sinais de sobrevivência e morrem. Por exemplo, enquanto as células do epitélio normal da mucosa do reto proliferam continuamente à medida que o revestimento é eliminado, permanecem como epitélio de revestimento. Um cancro da mucosa rectal, pelo contrário, invade outros tecidos circundantes. As células cancerosas não só perderam, através de mutação, as restrições que actuam sobre as células normais, como também segregam enzimas (por exemplo, metaloproteinases) que quebram a matriz extracelular, permitindo-lhes deslocar-se.

METÁSTASE

As metástases são tumores secundários ("secundários") formados por células que foram libertadas do tumor inicial ou primário e que chegaram a outros locais através de vasos sanguíneos ou linfáticos, por transporte noutras células ou como resultado de serem libertadas em cavidades corporais. As metástases são a principal causa de mortalidade e morbilidade na maioria dos tumores sólidos e constituem um problema importante para a terapia do cancro (Chambers et al., 2002). Como já foi referido, a deslocação ou a migração aberrante de células normais conduziria à morte celular programada em resultado da retirada dos factores antiapoptóticos necessários. As células cancerosas que metastizam sofreram uma série de alterações genéticas que modificam as suas respostas aos factores reguladores que controlam a arquitetura celular dos tecidos normais, permitindo-lhes estabelecer-se "extraterritorialmente". O crescimento local de novos vasos sanguíneos induzido pelo tumor favorece a metástase. Os tumores secundários ocorrem mais frequentemente nalguns tecidos do que noutros. Por exemplo, as metástases de cancros da mama encontram-se frequentemente nos pulmões, nos ossos e no cérebro. A razão para isto é que as células do cancro da mama expressam receptores de quimiocinas como o CXCR4 nas suas superfícies e as quimiocinas que reconhecem estes receptores são expressas a um nível elevado nestes tecidos mas não noutros (por exemplo, nos rins), facilitando a acumulação selectiva de células nestes locais.

O cancro é um dos grupos de doenças mais fatais e sincrónicas do mundo atual. A principal razão para esta dificuldade é que o cancro resulta da multiplicação descontrolada de células humanas normais geneticamente modificadas. O método utilizado para curar a doença oncológica através da terapia medicamentosa chama-se quimioterapia. Atualmente, existem três métodos bem conhecidos para o tratamento do cancro: radioterapia, cirurgia e medicamentos citotóxicos. Devido à modificação genética do ADN, bem como ao crescimento celular prolífico e ao aumento da resistência à apoptose, o cancro tem uma razão para um tratamento curativo indefinido. Além disso, o

A perda do controlo do ciclo celular resulta na formação de tumores malignos capazes de invadir negativamente os tecidos saudáveis adjacentes e de se espalharem para outros locais do corpo através do sangue ou da linfa (metástases). A American Cancer Society (ACS) prevê que, em 2010, tenham sido diagnosticados 101 529 560 novos casos de cancro, para além dos cancros da pele de células basais e escamosas. Estes dois cancros da pele, que não têm de ser comunicados aos registos de cancro, foram tratados em mais de 2 milhões de pessoas em 2006.

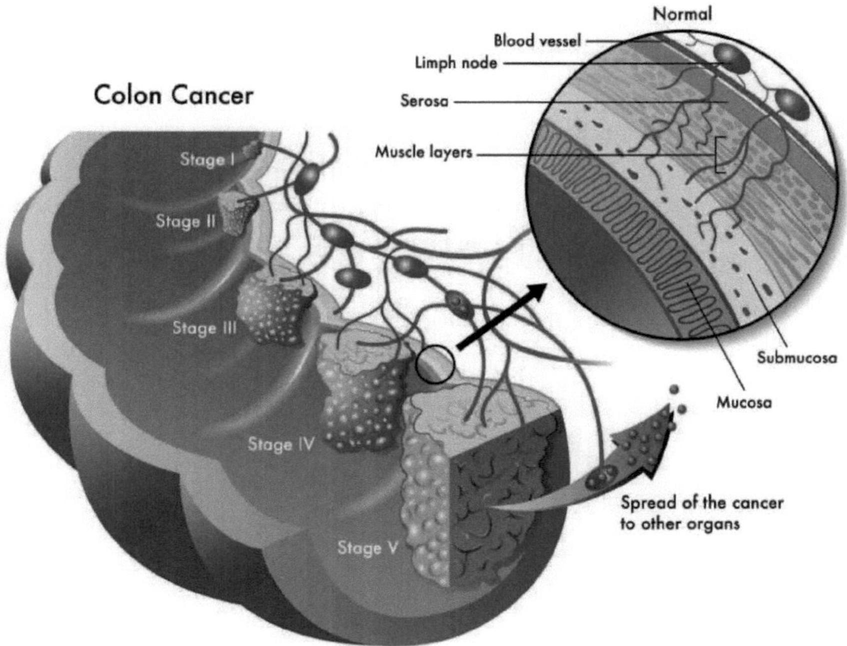

Figura 1.3: Desenvolvimento do cancro do cólon

O cancro é a segunda doença mais comum na nossa sociedade, a seguir às doenças cardiovasculares, apesar dos progressos no diagnóstico e tratamento do cancro. Estima-se que cerca de 7% do total de mortes na Índia se devem ao cancro. O aumento do número de doentes com cancro no nosso país é um problema grave, devido a padrões de vida pobres a moderados (Wynder et. al., 1974) [3], a instalações médicas deficientes e à falta de medicamentos adequados. A população da Índia está exposta a diferentes tipos de cancro, nomeadamente cancro do pulmão, da mama, do cólon, do reto, do estômago e do fígado (Nandakumar, 1990-96; Rao et al, 1998; Murthy et al, 2004) [4-6]. Por conseguinte, é importante sintetizar fármacos, de modo a que possam ser tomadas medidas avançadas para controlar os danos num futuro próximo. No entanto, verificou-se uma grande variação no número de doentes com cancro e no tipo de cancro nos diferentes estados da Índia. O cancro da mama representa a terceira forma mais comum de cancro na população feminina de Tripura e o cancro da língua é a forma mais comum de cancro em Madhya Pradesh, devido ao consumo de diferentes formas de tabaco. Os Estados da Índia mais afectados por este tipo de cancro são Jammu
Caxemira, Himachal Pradesh, Deli, Uttarakhand, Rajasthan, Maharashtra, Jharkhand, Bengala Ocidental, Andhra Pradesh, Kerela, Tripura e Manipur.

O cancro é um fenómeno utilizado para designar doenças em que as células anormais se dividem de forma descontrolada
e conseguem invadir outros tecidos saudáveis. As células cancerosas podem espalhar-se para outras partes do
corpo através dos principais canais de distribuição, como os sistemas vascular e linfático.

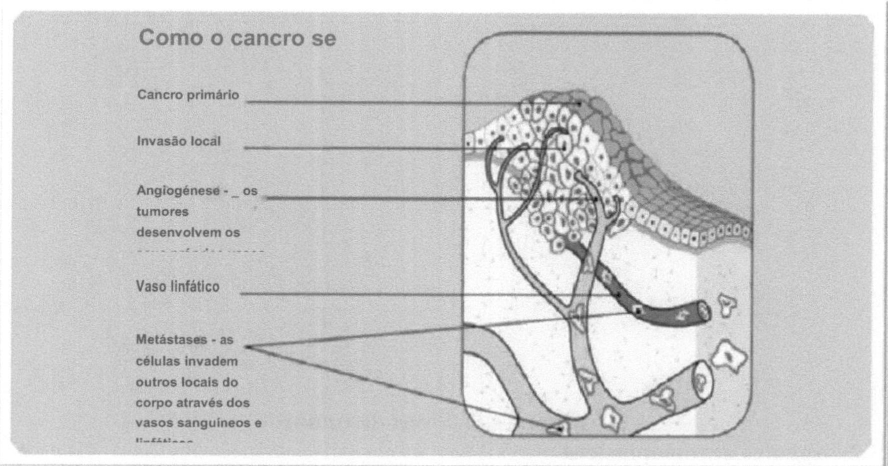

Figura 1.4: Como o cancro se

1.1 Classificação da Neoplasia

As neoplasias são classificadas em três categorias

1. Tumor benigno - Um **tumor benigno** é uma massa de células (tumor) que não tem a capacidade de invadir tecidos vizinhos ou de metastizar. Estas caraterísticas são necessárias para que um tumor seja definido como canceroso, pelo que os tumores benignos não são cancerosos. Além disso, os tumores benignos têm geralmente uma taxa de crescimento mais lenta do que os tumores malignos e as células tumorais são normalmente mais diferenciadas (as células têm caraterísticas normais). Os tumores benignos estão normalmente rodeados por uma superfície exterior (bainha fibrosa de tecido conjuntivo) ou permanecem com o epitélio. Exemplos comuns de tumores benignos são as toupeiras e os miomas uterinos.

2. Tumor potencialmente maligno - A neoplasia potencialmente maligna inclui o carcinoma in situ. São localizados, não invadem e não destroem, mas com o tempo podem transformar-se em cancro. 3. Tumor maligno - Os tumores malignos são tumores cancerosos. São frequentemente resistentes ao tratamento, podem espalhar-se para outras partes do corpo e, por vezes, reaparecem depois de terem sido removidos. As células deste tipo de tumores são capazes de invadir o tecido circundante e de se espalhar para órgãos próximos, onde podem causar danos graves e, eventualmente, fatais. Estes tumores são designados por tumores malignos.

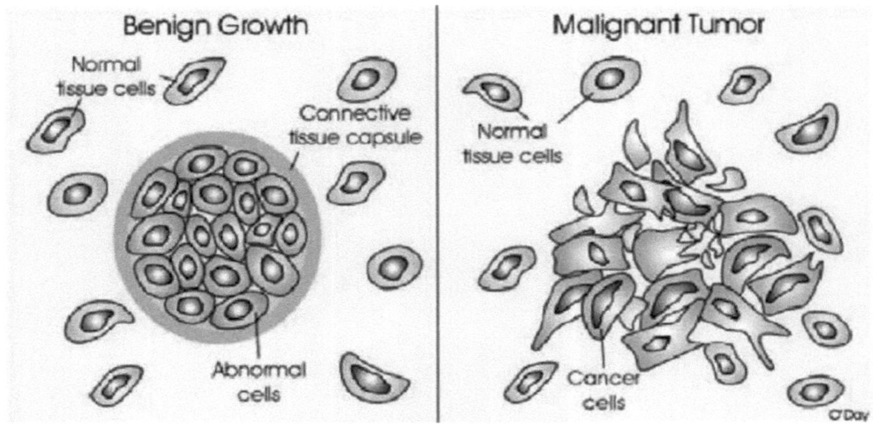

Figura 1.5: Tipos de tumores

1.2 Agentes antineoplásicos

Os agentes antineoplásicos são os compostos que inibem o crescimento de células anómalas.

- Não matam diretamente as células tumorais; interrompem o desenvolvimento, o crescimento e a disseminação das células anormais
- Normal Células saudáveis
- Interfere com a replicação celular
- Os antimetabolitos interferem com a síntese de ADN

1.3 Classificação dos agentes antineoplásicos

Os agentes antineoplásicos são classificados em vários tipos, com base nos agentes-alvo, que são os seguintes

1.3.1 Agentes alquilantes

Os agentes alquilantes são compostos quimicamente reactivos que se combinam mais facilmente com centros nucleófilos. O átomo de carbono saturado do grupo alquilante liga-se ao nucleófilo [7]

A. Mostardas de azoto: Ciclofosfamida, Clorambucil, Melfalan,
B. Sulfonato de alquilo: Busulfan
C. Nitrosoureias : Carmustina, Lomustina, Semustina
D. Etileniminas: Tiotepa
E. Triazenos : Dacarbazina

Mecanismo de ação dos agentes alquilantes

Os agentes alquilantes interagem com a estrutura da dupla hélice do ADN, em que alguns fármacos se intercalam entre os pares de bases do ADN, enquanto outros alquilam as bases do ADN nas ranhuras principais ou secundárias (figura 1.2) e alguns agentes ligam transversalmente as cadeias de ADN, quer por intratrilho quer por intertrilho, nas ranhuras principais ou secundárias. Podem ligar-se à dupla hélice do ADN e depois clivar as cadeias de ADN.

Os agentes antineoplásicos alquilantes têm limitações. Verificou-se que a sua funcionalidade é limitada quando na presença da enzima de reparação do ADN O-6-metilguanina-ADN etiltransferase (MGMT). A ligação cruzada de ADN de cadeia dupla por agentes alquilantes é inibida pelo mecanismo celular de reparação do ADN, MGMT. Se a região promotora da MGMT for metilada, as células deixam de produzir MGMT e, por conseguinte, são mais sensíveis aos agentes alquilantes. A metilação do promotor MGMT nos gliomas é um preditor útil da reatividade dos tumores aos agentes alquilantes.

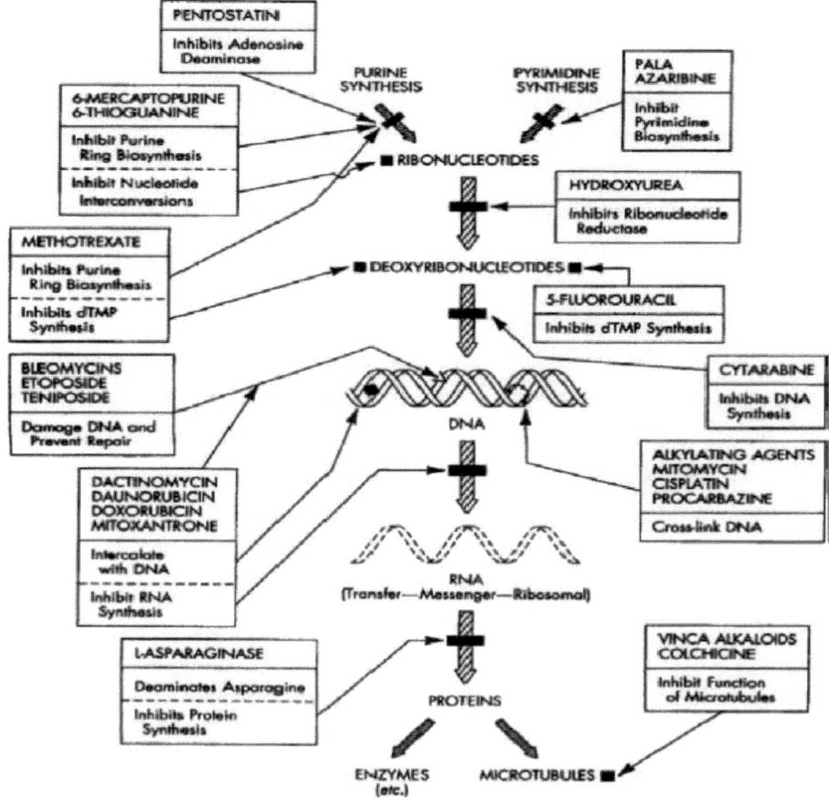

Figura 1.6: Ação de um medicamento antineoplásico no ADN.

1.3.2 Antimetabolitos

Os antimetabolitos são compostos que impedem essencialmente a biossíntese de metabolitos celulares normais. Os antimetabolitos possuem uma estrutura semelhante à do metabolito que é antagonizado [7].

A. Antagonista do folato: metotrexato e gemcitabina
B. Análogos da purina: tioguanina, mercaptopurina, pentostatina
C. Análogos da pirimidina: fluorouracil, citarabina

Mecanismo de ação

Estes tipos de medicamentos actuam impedindo a síntese do ácido fólico, que é necessário aos tecidos. Ligam-se fortemente à dihidrofolato redutase, inibindo assim a conversão do ácido dihidrofólico em ácido tetrahidrofólico e, consequentemente, inibindo a síntese de purinas e timidinas. Os antifólicos matam as células inibindo a síntese de ADN na fase S do ciclo celular.

1.3.3 Produtos derivados de plantas

Os compostos derivados de plantas e utilizados ativamente como potentes agentes antineoplásicos: alcalóides da Vinca (vincristina, vinblastina), epipodofilotoxinas (etoposido), taxanos (paclitaxel).

Estes tipos de medicamentos inibem a síntese proteica e são considerados os agentes antineoplásicos mais potentes.

1.3.4 Antibióticos

Os antibióticos são uma classe importante de agentes antineoplásicos. A produção de agentes antineoplásicos através de uma seleção adequada de estirpes e de condições de fermentação microbiana controladas pode, em última análise, otimizar a formação de um componente específico numa mistura de antibióticos, nomeadamente doxorrubicina, daunorrubicina, bleomicina, mitomicina e dactinomicina [7]

Mecanismo de ação

Este tipo de fármacos intercala-se no ADN, inibe a topoisomerase II, que produz radicais de oxigénio e, em última análise, inibe a síntese de ADN.

1.3.5 Hormonas e medicamentos relacionados

As harmonas têm a capacidade de suprimir a mitose nos linfócitos e este efeito é devidamente utilizado no tratamento de doenças neoplásicas. Estes tipos de fármacos são úteis no tratamento da leucemia em crianças e no tratamento da anemia hemolítica e das complicações hemorrágicas da trombocitopenia que ocorrem sobretudo em linfomas malignos e na leucemia linfocítica crónica. As hormonas são benéficas no cancro da mama e noutros carcinomas, embora os efeitos paliativos sejam de curta duração, nomeadamente o tamoxifeno, a estramustina, a flutamida e as progestinas.

Mecanismo de ação

É um agente intercalante que inibe a síntese do ADN e do ARN.

1.3.6 Agente diverso

Os vários compostos que exercem atividade neoplásica são de origem sintética e natural e são designados por agentes antineoplásicos diversos. Alguns deles são a hidroxiureia, a cisplatina, a mitoxantrona, o levamisole, o interferão e a desleucina.

1.4 Complexos de iões metálicos como agentes antineoplásicos

Antes do grande sucesso da cisplatina, a ideia de utilizar substâncias químicas inorgânicas para tratar o cancro era desconhecida. Os metais pesados, causadores de casos de envenenamento, não eram supostos atuar como potenciais fármacos anticancerígenos devido à sua toxicidade. Inicialmente, a tentativa de introduzir metais no desenvolvimento de medicamentos era conhecida como a solução de Fowler, dando origem à arsenoterapia [8]. Alguns dos compostos ainda são utilizados atualmente, como o As2O3 [9]. A melhoria da qualidade do trabalho com complexos metálicos no que diz respeito às suas relações estrutura-eficácia teve início em 1931, quando dois cientistas alemães, Collier e Krauss, introduziram uma forma absoluta para a atividade dos complexos metálicos: "O modo de ação do metal pesado no cancro experimental murino não se deve apenas ao metal, mas também à estrutura dos compostos e ao tipo de composto" [10].

A cisplatina pode inibir com êxito a divisão celular sem criar obstáculos ao crescimento celular normal. A cisplatina foi sintetizada pela primeira vez em 1845 e conhecida como cloreto de Peyrone. A empresa Rosenberg, Van Camp & Co. sintetizou o composto utilizando técnicas químicas; no entanto, as tentativas falharam, uma vez que o complexo obtido foi privado de atividade biológica. O composto de Pt existe em duas formas isoméricas, cis e Trans. A segunda, a transplatina, é mais estável e estava inativa. Os estudos biológicos confirmaram a atividade anticancerígena da cisplatina contra o Sarcoma-180 *in vitro* e *in vivo.* A publicação destes resultados na *natureza*, em 1969, deu origem a uma vasta investigação de complexos de iões metálicos como agentes anticancerígenos [11-12].

Os complexos de iões metálicos são os compostos mais interessantes e atractivos no desenvolvimento de fármacos anticancerígenos devido à sua reatividade química. A possibilidade de diferentes geometrias de coordenação permite a síntese de compostos com estereoquímica que são mais desejáveis, combinação única e não obtenível no grupo de compostos orgânicos puros [13].

Os factores que influenciam a estrutura dos complexos de iões metálicos são o tipo de ligandos e o estado de oxidação do metal, que regula a atividade biológica dos fármacos à base de metal. Entretanto, o estado de oxidação determina frequentemente uma geometria de coordenação específica [14]. Recentemente, tem sido dada ênfase ao aumento do número de complexos metálicos terapêuticos. Historicamente, os metais e os complexos metálicos têm desempenhado um papel fundamental no desenvolvimento de substâncias farmacológicas e quimioterapêuticas [15]. Especificamente,

Os metais pesados, os chamados metais do bloco d, têm um bom potencial citotóxico. Muitos destes complexos estão documentados.

1.5 Propriedades biológicas do cobre

O estudo do cobre e dos complexos de cobre ganhou impulso nos últimos anos, uma vez que é um elemento essencial para a vida. Está incorporado numa série de enzimas dependentes do cobre que são fundamentais nos processos biológicos. As enzimas dependentes de cobre mais importantes nos mamíferos estão listadas na Tabela 1.1. [16-17].

S.N	€ o-dependenr eazyne	Função
1	CitoduomeC oxidase	C ellula r urilizotion de oxigénio
2	Supeco xidase dsmlase	Dispropcrtio шгіоп de superóxido
3	Tirosinase (catecol	Síntese de nfdopo iom tirosina
4	Dopamina-3-	Síntese de norepinefrina e dop -.ii-
5	Enzima alfa-amidificante	Modifica as extremidades C-terminal das hormonas peptídicas hjporha lâmicas que terminam em glicina
5	Diamina oxidase	Гласила: ion o f hi вл з mine e polju mines
7	Amina oxidase (extracelular)	Гласил a: iões de histamina, tiramina, dopamina. Serotonina
8	Pepridilglicina	Bio-atuação de hormonaspep:ide
9	Hefés:m	"enoxidase. m trans-golgi de enterócitos: ajuda a absorção de ferro ho mo gyro ceruloplasmina
10	CM&P	Ferro xidase amina oxidase. ho mo Logons para ceruloplasmina (condrócitos e epífise ciliar ocular)
11	Ᵽ-Amylo id precurso r	A definição normal é atualmente desconhecida
12	Príon prorem (PrP<?)	As pnopenias de ligação ao cobre sugerem que pode proteger contra as ERO; tem acCпrйy semelhante à SOD; pode devolver o cobre aos neurónios nas sinapses (muitas células)
13	5-	Sulmr metabolismo de aminoácidos hidrolase
14	M ny inp-Пiri	Indução da formação de vasos sanguíneos
13	Bio od clo ning £3c tors V	Clonagem de sangue

Os níveis elevados de cobre no plasma podem ser importantes para a etiologia de algumas doenças [18]. Por exemplo, os iões de cobre estão intimamente envolvidos

em doenças neurodegenerativas [19-21], especialmente na doença de Parkinson [22-23]. Além disso, tem havido interesse nas utilizações médicas do cobre, em particular como ião complexante de ligandos e fármacos biologicamente activos conhecidos.
Ao longo dos anos de investigação científica, foi revelado que os complexos de cobre (II) possuem várias actividades, tais como antiulcerosa [24], antiamoebiana [25], antidiabéticos [26], anticonvulsivos [27], anti-inflamatórios [28-30], antimicrobianos [31] e antitumorais [32]. Em particular, foi estudada a atividade anti-inflamatória, antimicrobiana e anticancerígena dos complexos de cobre.

1.6 Complexos de Cobre com Atividade Antimicrobiana e Antifúngica

É aceite que os derivados de tiossemicarbazonas possuem atividade antibacteriana. Há muitos estudos que mostram a atividade antimicrobiana dos complexos de cobre (II) com estes ligandos [33-36]. Os agentes antibacterianos mais comuns também foram utilizados como ligandos para complexar com iões de cobre. Foi observado que a atividade antimicrobiana contra *M. Smegmatis* de um complexo de iões metálicos em comparação com a ciprofloxacina livre, um inibidor da girase bacteriana, aumentou três vezes [37]. Mais interessante ainda é o facto de a difusão facilitada do fármaco através das membranas celulares aumentar a lipofilicidade do fármaco [38]. A atividade
contra o *Streptococcus* também pode ser afetada pela libertação lenta dos ligandos no interior da célula bacteriana [39]. Isto foi observado com o complexo de cobre de isoniazida e etambutol. Parece que a redução intercelular de Cu (II) em Cu (I) pode ativar o oxigénio, que é tóxico para as bactérias [39]. Muito provavelmente, um complexo de cobre (II) de sulfacetamida, (N-[4-(amino-fenil) sulfonil] acetamida), tem sido intensamente utilizado no tratamento de infecções oftálmicas e dermatológicas [40]. Mais estudos sobre o cobre (II)
complexos de sulfacetamida e sulfanilamida e sulfisoxazol mostraram resultados promissores.

Em geral, os complexos de cobre sulfonamida (II) apresentam atividade antimicrobiana contra tipos Gram (+) *(Staphylococcus aureus, Bacillus subtilis)* e Gram (-) *(Escherichia coli, Pseudomonas euruginosa)*. Verifica-se uma atividade relativamente mais elevada nas bactérias Gram (-) [41]. Os complexos de cobre (II) de benzimidazóis não só mostraram atividade antibacteriana contra *S. epidermidis*, como também foi observada uma forte atividade contra fungos. Além disso, os complexos de tiabendazol pareceram ser activos [42]. Entretanto, foi também encontrada atividade antifúngica contra *Aspergillus sp.* e *Penicillium sp.* para um complexo de cobre (II) de
p-amino acetofenona benzoil-hidrazona [43]. Existem também complexos de cobre (II)

que possuem atividade antimalárica. Observou-se que um complexo do derivado da naftoquinona actua contra o parasita *Plasmodium falciparum* [44]. Além disso, um complexo de cobre (II) de piridina-2-carboxamidrazona parece ter uma atividade antimalárica potente. A presença de um ião metálico na estrutura pode ser uma nova estratégia para desenvolver antimaláricos eficazes à base de metais. A atualização da atividade antimalárica pela coordenação do cobre aos ligandos pode também ser devida à redução do Cu (II) a Cu [45].

1.7 Mecanismo de ação do cobre

A toxicidade celular induzida pelo cobre resulta da probabilidade de os iões de cobre livres participarem na formação de espécies reactivas de oxigénio Os iões cúpricos e cuprosos podem participar na reação de oxidação e redução na presença de superóxido (O2 -) ou

agentes redutores como o ácido ascórbico ou o glutatião (GSH). O Cu(II) pode ser reduzido a Cu(I), que é capaz de catalisar a formação de radicais hidroxilo (OH*) a partir de peróxido de hidrogénio (H2O2) através das reacções de haber - weiss[46].

Cu(II) + O2> --- Cu(I) + O2

Cu(I) + H2O2 ^ Cu(II) + OH* + OH*

O2* - + H2O2 ^ O2 + OH* + OH*

O radical hidroxilo, altamente reativo, é capaz de interagir com qualquer molécula biológica, abstraindo o hidrogénio de um carbono portador de aminoácidos para formar um radical centrado no carbono da proteína e de um ácido gordo insaturado para formar um radical lipídico. As consequências deste radical resultam em danos oxidativos nas células [47]. O cobre é capaz de induzir quebras na cadeia de ADN e oxidação de bases através da produção de ROS. Foi demonstrado que a GSH inibe a formação de radicais livres por iões de cobre na presença de peróxido de hidrogénio, ascorbato e ADN. O efeito protetor da GSH foi atribuído à sua capacidade de estabilizar o Cu(I), impedindo o ciclo redox e a geração de radicais livres.

Os iões de cobre (II) formam também radicais tioxilo RS*

RSH + Cu(II) ^ RS* + Cu(I) + H+

Cobre cisteína e cobre - iões metionina, que podem produzir metalotioneínas e dissulfuretos, RSSR, que podem ser prejudiciais para o órgão.

1.8 Atividade Antineoplásica de Complexos de Cobre

O cobre é um metal importante que apresenta inúmeras aplicações em todos os domínios. É utilizado como bom condutor no campo elétrico devido à sua boa propriedade condutora do fluxo de corrente eléctrica. Participa também na maior parte das reacções redox que ocorrem nas plantas e no ser humano. Após a descoberta de fármacos à base de cisplatina para curar a doença do cancro, os investigadores vão agora avançar para fármacos não baseados na platina, que podem ser utilizados como potentes fármacos anticancerígenos. Como os fármacos à base de platina deixam vários efeitos secundários no ser humano, contra isso, os fármacos à base de cobre podem ser úteis para esse tipo de doença, porque o corpo tem necessidade de cobre em menor quantidade e a literatura revelou que o cobre e os seus complexos mostraram as diferentes aplicações viz. antibacteriano, antifúngico, antiiviral, antioxidante etc. O cobre é um elemento essencial que é cofator em várias enzimas e processos fisiológicos, podendo ser menos tóxico em comparação com a platina. Os complexos de cobre derivados da tiossemicarbazona e da semicarbazona têm aplicações médicas observáveis como antibacterianos, antifúngicos, antiproliferativos, antimaláricos, antituberculosos, antitumorais, etc. Os compostos de coordenação de complexos de cobre que contêm atividade anticancerígena têm sido investigados nas últimas décadas, especialmente após a invenção da cisplatina, que é mais amplamente utilizada como metalodroga antineoplásica.

Os complexos homo e heteronucleares de Cu (II) derivados do ligando da oxima também registaram valores IC50 e exibiram a potencial atividade antioxidante. Os complexos de cobre (II) da furano oxima apresentam um potencial modo de ação citotóxico [48-49].

Capítulo 2

REVISÃO DA LITERATURA

Os complexos metálicos de fármacos à base de platina têm sido estudados em todo o mundo por vários investigadores. Existe muita literatura disponível no domínio da atividade antineoplásica de diferentes fármacos disponíveis no mercado. No entanto, existe pouca literatura sobre os complexos de cobre como fármacos antineoplásicos.

2.1 Quimioterapia contra o cancro

A "quimioterapia" foi introduzida pela primeira vez pelo químico e imunologista alemão Paul Ehrlich, o que significa o tratamento das doenças através de substâncias químicas. Além disso, Ehrlich documentou a eficácia dos rastreios em animais para testar os agentes quanto às suas potenciais actividades biológicas [50].

Ao longo dos anos, houve muitos benefícios fundamentais no desenvolvimento da quimioterapia do cancro, com início na primeira metade do século XX (Figura 2.1 e Figura 2.2) [50]. Nos últimos dez anos, foi descoberta uma série de antimetabolitos, como os antifoliácidos, as tiopurinas, o 5-fluorouracilo ou o metotrexato. O objetivo destes medicamentos é inibir as reacções enzimáticas necessárias para inserir o metabolito no ADN replicante. Por exemplo, a mercaptopurina, o principal representante do grupo dos antagonistas das purinas, é utilizada no tratamento das leucemias agudas. Outro quimioterápico, o 5-fluorouracil, um análogo da pirimidina, inibe de forma não competitiva o timidilato, sendo utilizado no cancro colorrectal e no cancro do pâncreas.

Um dos principais problemas no tratamento com agentes quimioterapêuticos é a sua estreita margem de segurança. A biodistribuição não selectiva pelo organismo é a causa da sua toxicidade. A administração requer uma grande dose total que resulta apenas em concentrações locais elevadas do fármaco numa célula tumoral.

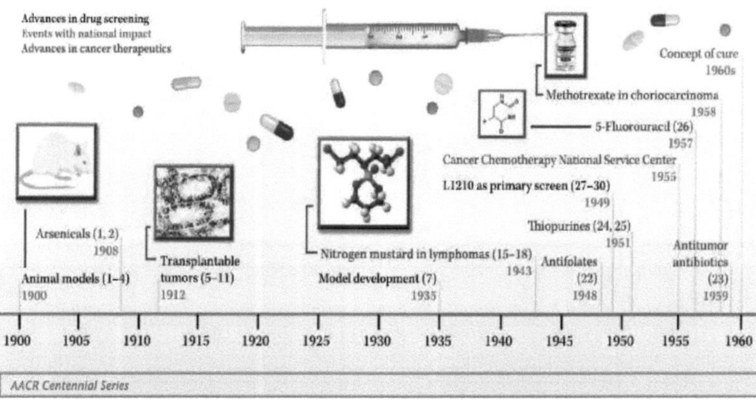

Figura 2.1: O desenvolvimento de agentes anticancerígenos durante 1900-1960

Uma forma mais eficaz de administrar um fármaco é através de uma terapia orientada que visa a acumulação selectiva do fármaco nas células-alvo, independentemente do método e da via de administração do fármaco. A administração de pró-fármacos é uma das formas de aumentar a seletividade dos medicamentos contra o cancro. Esta abordagem tira partido de algumas propriedades únicas do tumor, como a hipóxia, a expressão selectiva de enzimas e o baixo pH extracelular. O obstáculo aos fármacos continua a ser um dos principais problemas da quimioterapia. As células podem desenvolver uma resistência cruzada a fármacos estruturalmente semelhantes, o que é conhecido como resistência a múltiplos fármacos (MDR) [51]. Os mecanismos que causam a MDR induzem a modificação ou inativação do fármaco (como na causa da cisplatina pelo glutatião), diminuem a permeabilidade ou aumentam o efluxo do fármaco.

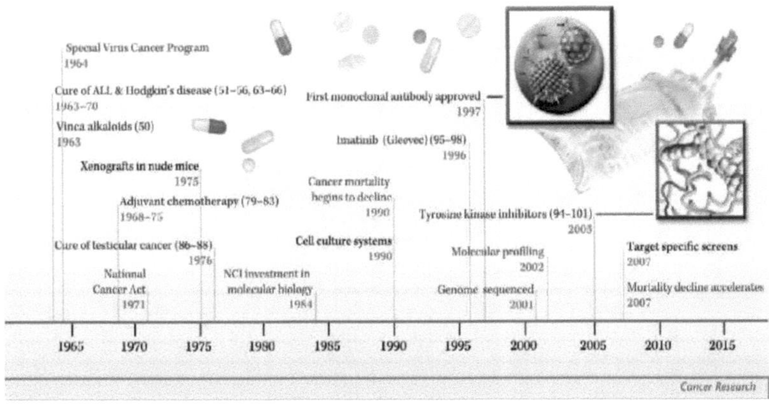

Figura 2.2: Principais Avanços na Quimioterapia do Cancro nos Anos 1963 - 2007

Em 1965, Barnett Rosenberg descobriu inesperadamente que o complexo de platina, cisdiamminedichloridoplatinum (II), resultava na proibição dos processos de divisão mas não do crescimento celular da bactéria *Escherichia coli.* Esta descoberta deu origem à procura de agentes anticancerígenos entre os complexos metálicos. Desde a descoberta da atividade anticancerígena da cisplatina, há 40 anos, tem havido um interesse crescente no domínio da quimioterapia baseada em complexos metálicos. Os químicos medicinais têm investigado complexos com outros metais de transição, como o ruténio, o cobre, o cobalto, o paládio e o ouro, como forma de matar as células cancerígenas. Este facto deu oportunidade ao campo dos agentes anticancerígenos de base metálica, uma disciplina que se expandiu muito rapidamente e permitiu a descoberta de muitos agentes anticancerígenos interessantes e eficazes.

Desde a aceitação do cis [Pt Cl_2 (NH $)_{32}$] na via clínica, foram feitos muitos esforços para desenvolver novos medicamentos antitumorais de platina e não platina para melhorar a eficácia clínica, reduzir as toxicidades sistémicas e organo-específicas e alargar o espetro de atividade. No domínio dos compostos não platínicos com potencial antitumoral, foram investigados complexos à base de cobre, partindo do princípio de que os metais endógenos podem ser menos tóxicos. As propriedades dos compostos coordenados de cobre são largamente determinadas pela natureza dos ligandos e dos átomos dadores ligados ao ião metálico [52-

53]. Foram sintetizados numerosos complexos de cobre de bases de Schiff que apresentam atividade anticancerígena. Em 1986, W.M. Willingham et. al. verificaram que alguns sais de cobre inorgânicos contêm atividade antitumoral contra tumores hepáticos em animais [54]. A. ekamparam et.al. sintetizou complexos de metal (II) derivados de bases de Schiff de 3, 3 - dihidroxibenzidina que mostraram atividade antitumoral [55]. V.E. Kuz'min et.al relataram os complexos de cobre (II) derivados de piridinas 2,6 -bis (2- e 4-formilcariloximetil) que exibem atividade anticancerígena[56]. De acordo com a literatura, os complexos de cobre apresentam maior reatividade em comparação com os sais de cobre inorgânicos simples. As tiossemicarzonas de complexos de Cu (II) foram o primeiro composto orgânico que mostrou atividade anticancerígena. H.G. Petering et al [57] observaram que algumas tiossemicarbazonas, que actuam como ligandos monodentados, apresentam atividade anti-tuberculosa, tendo sido feitas muitas descobertas para obter a atividade anticancerígena.

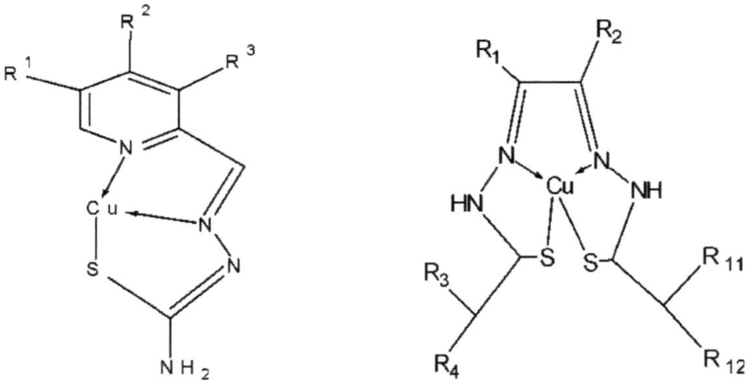

Figura 2.3: (a) Estrutura da monotiossemicarbazona de cobre (II) e (b) Bisthiosemicarbazona de cobre (II)

Um dos primeiros compostos testados ao vivo, derivado da bis-tiossemicarbazona do 3-etoxi-2-oxibutiraldeído, apresenta atividade anticancerígena [58]. A atividade destes complexos é observada devido à inibição do processo de síntese do ADN e à oxidação do cobre.

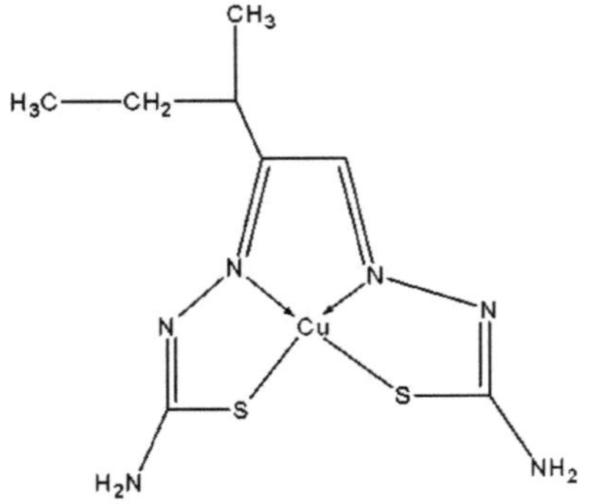

Figura 2.4: Cu (II) KTS um dos primeiros complexos de cobre (II)

O quelato de cobre macrocíclico (figura 2.5) também apresentou atividade anticancerígena invitro e invivo contra a leucemia da célula P 388 e o melanoma B 16.

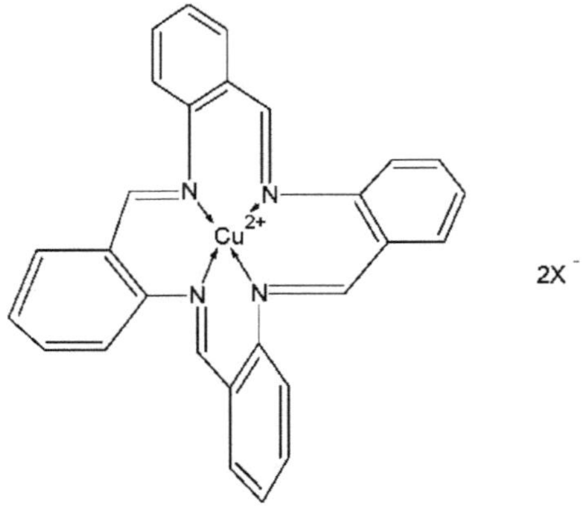

Figura 2.5: Complexo macrocíclico de cobre (II)

Linus Pauling referiu que os complexos de cobre derivados do ligando glicilglicil-histidina ligado à vitamina C proporcionam uma regressão completa do osteossarcoma em doentes humanos [59].

A estrutura das casio - peinas são [Cu (N-N) (O-O)] NO_3 ou [Cu (N-N) (O-N)] NO_3 são mostradas na figura 2.6. Estudos recentes revelaram que a disfunção mitocondrial e a morte celular se devem à produção excessiva de espécies reactivas de oxigénio na casio peinas IIgly [6061]. Após administração em ratos, é heptatotóxico, mas provou que a forte inibição das linhas celulares de cancro C6 invitro e invivo. O elevado grau de genototoxicidade foi demonstrado pelas casiopeinas [62]

Figura 2.6: A estrutura de Casiopeina II Gly (a) e Casiopeina Illi (b)

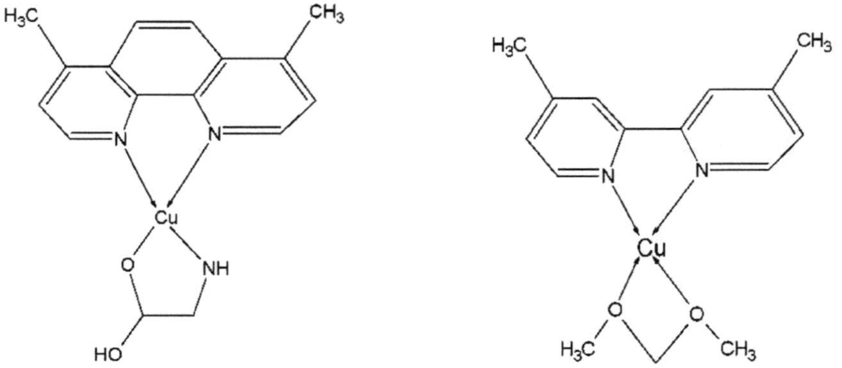

(a) (b)

Os complexos de cobre (II) derivados da fenantrolina com grupo metilo substituído ou não substituído apresentam atividade anticancerígena invitro e invivo em roedores [63-64].

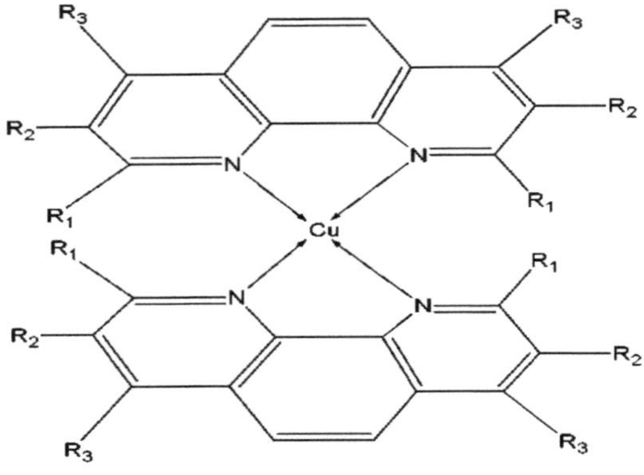

(a) Ri, R2, R3 = H

(b) Ri = CH3, R2, R3 = H

(c) Ri = H, R2, R3 = CH3

Figura 2.7: Estrutura do anel de fenantrolina com diferentes substituições

Os complexos de cobre derivados da (9H - purina - 6 yl) benzenossulfonamida e da o-fenantrolina apresentam atividade antitumoral contra células Caco -2 humanas e linfócitos T Jurkat [65]. Os complexos de cobre (II) derivados da fenantrolina foram sintetizados e os complexos exibiram atividade anticancerígena invitro e invivo [66]. De acordo com a literatura, quando os complexos de cobre foram tratados com algumas linhas celulares tumorais, estas mostraram uma atividade reduzida da superóxido dismutase em comparação com as linhas celulares normais. A atividade mimética da SOD dos complexos de cobre é considerada a sua atividade quimioterapêutica [67]. O complexo de cobre (II) salicilato exibiu atividade SOD (figura 2.8a) e (figura 2.8b) o cobre (II) 3, 5 - diisopropilsalicilato [68-70] também exibiu atividade anticancerígena.

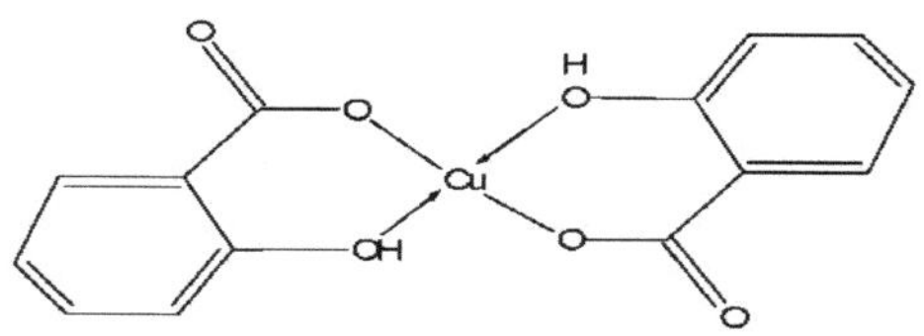

(a)

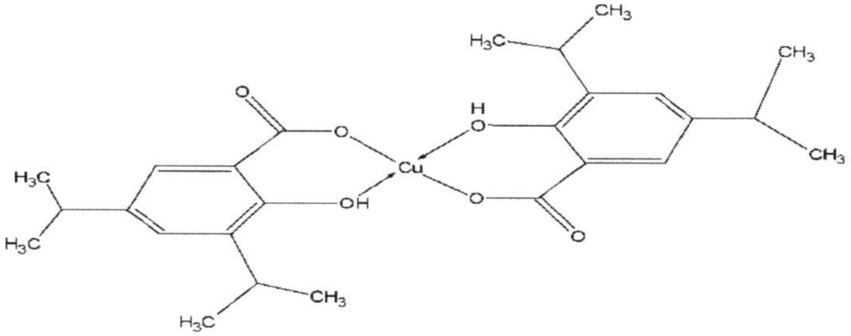

(b)

Figura 2.8: Estruturas do Cobre (II) Salicilado (a) e do seu Derivado (b)

Na procura de compostos biologicamente activos, foram obtidos numerosos compostos de coordenação de cobre a partir do imidazol. Para obter um potente fármaco anti-neoplásico, foi sintetizado um composto quadrado planar que apresenta carga líquida zero e contém diferentes grupos de saída moderados [71]. Saczewski e os seus colaboradores referiram que os complexos de cobre derivados do benzimidazol possuíam uma potente atividade anticancerígena.

Sintetizou uma nova série de ligandos bidentados de benzimidazol com a - diimina para actividades de imitação da SOD. Alguns dos complexos de cobre mostraram actividades anticancerígenas potentes contra linhas celulares de cancro do pulmão LCLC - 103H e A - 427, respetivamente. Apresentaram um baixo valor de IC50 da atividade da SOD e o resultado revelou que não existe correlação entre o valor da atividade da SOD e a propriedade de inibição de crescimento das células cancerosas [72]. A bleomicina é um medicamento anticancerígeno conhecido devido à cisão da cadeia de ADN e foi isolada sob a forma de complexo de cobre a partir da cultura de *Streptomyces verticullus*. Os complexos de Cu (I) da bleomicina são complexos instáveis, mas o seu complexo de Cu (II) é estável e, na forma de Cu (I), pode reagir rapidamente com tióis [7374].

R. Ranappan et al relataram [75] a síntese de complexos de cobre, níquel e vanádio derivados de bases de Schiff de 3, 3'-dihidroxibenzidina, 2-aminofenol e o-ftalaldeído e todos estes complexos foram caracterizados por várias técnicas físico-químicas. Estes complexos de coordenação têm geometria quadrada planar nos complexos de cobre e níquel e geometria quadrada piramidal nos complexos de vanádio. Estes complexos foram testados contra duas bactérias gram positivas: *Staphylococcus aureus* e *Bacillus subtilis* e duas bactérias gram negativas: *Escherichia coli* e *Klebsilla pneumonia.* Todos os complexos exibiram uma atividade antibacteriana significativa em comparação com o medicamento padrão. Todos estes complexos mostraram também uma forte afinidade com o ADN. Os valores mais baixos de IC50 destes complexos e o ensaio antioxidante pelo método DPPH revelaram efeitos selectivos elevados e actuam como potenciais fármacos.

G. Cerchiaro e A. M. da C. Ferreira relataram [76] o potencial efeito farmacológico dos complexos de cobre (II). Descreveu as numerosas actividades biológicas da isatina (1 //-iiidole-2, 3-Diona) e seus derivados, incluindo actividades antifúngicas, antibacterianas, antivirais e antiproliferativas dos compostos. Os complexos de cobre (II) derivados de ligandos oxindol demonstraram uma potente atividade antitumoral em comparação com outros complexos de metais de transição.

H. S. Seleem relatou [77] que a atividade anticancerígena dos complexos de metais de transição como os iões Fe(III), Co(II), Ni(II), Cu(II), VO(II) e Pd(II) derivam da quinolil hidrazona isatínica; 3-[2-(4-metil quinolin-2-il)hidrazono] indolin-2-ona. Todos estes complexos metálicos apresentam uma geometria quadrada planar e estes complexos de coordenação foram testados contra bactérias gram positivas e gram negativas em comparação com o medicamento padrão. A geometria dos complexos de coordenação depende sobretudo da relação entre o metal e o ligando e a atividade antimicrobiana dos complexos de metais de transição é influenciada pela presença do ião metálico.

S. Chandra et al referiram que os complexos de coordenação de níquel (II) e cobre (II) derivados de ligandos de bases de Schiff de pirrolo - 2 - carboxaldeído e caracterizaram-nos através de várias técnicas físico-químicas. Segundo ele, os complexos de cobre (II) possuem geometria tetragonal devido ao efeito John Teller, o que foi confirmado pelos espectros electrónicos [78].

O .B. Ibrahim et al relataram que os complexos de metais de transição de Mn (II), Co (II), Cu (II), Ni (II), Zn (II) sintetizados a partir de bases de Schiff de 2-tiofenocarboxaldeído e 2-clorofenil-hidrazina; coordenados através do azoto azometino e formam estruturas de anel quelato estáveis. A literatura revela que todos os complexos apresentam uma geometria octaédrica distorcida. Os complexos metálicos sintetizados foram examinados invitro em termos de atividade antibacteriana e antifúngica [79].

Rajendiran et al. apresentaram os complexos de coordenação simples e mistos de iões cobre (II). Uma série de complexos de cobre derivados do ligando fenolato tetradentado com a reação de diimina como co-ligantes e as suas estruturas foram caracterizadas pelas técnicas de difração de raios X que sugeriram as suas geometrias planares quadradas. Após a síntese dos complexos, estes interagem com o ADN, o que revela que os complexos exibem uma forte tendência para clivar o ADN enrolado na presença de ácido ascórbico e apresentam um potencial mais elevado do que os outros complexos. Os complexos de coordenação foram testados contra a linha celular do carcinoma epidermoide cervical humano (ME180) e mostraram uma atividade mais elevada do que a cisplatina e a mitomicina C. A atividade anticancerígena dos complexos de cobre tem sido em torno da mudança conformacional e estes complexos também têm a capacidade de se ligar às proteínas celulares que causam o cancro [80].

P. S. Reddy et at [81] sintetizaram o metal de transição através de uma reação modelo a partir da 5-acetil 2,4-dihidroxiacetofenona e da etilenodiamina, que foi realizada na presença de ião metálico, e caracterizaram-nos através da análise elementar, condutividade molar, momentos magnéticos, espetroscopia de infravermelhos e dados espectrais electrónicos. Sugeriu que o ligando se comporta como multidentado e se liga ao ião metálico pelo modo ONNO e forma polímeros bidimensionais e todos os complexos possuem geometria octaédrica. A concentração do complexo de cobre (II) foi estudada espectrofotometricamente, tendo-se registado uma absorção máxima a 680 nm a diferentes temperaturas: 25 °C, 45 °C e 60 °C. As estruturas estequiométricas dos complexos foram testadas utilizando a razão molar e o coeficiente de Job.

métodos de variação contínua. Os dados mostraram que o complexo Cu (II) e a dapsona se juntaram numa relação molar de 1:1 a pH 7,4. A força iónica da solução manteve-se em O,1 M utilizando KNO_3. As constantes de estabilidade dos complexos foram 0,086 x 10^3, 0,090 x 10^3 e 0,137 x 10^3, 0,142 x 10^3 a 25^0C e 45^0C, respetivamente [82].

A. S. Munde et al referiram que os complexos de Cu (II), Ni (II), Co (II), Mn (II) e Fe (II) têm uma base de Schiff tetradentada assimétrica que foi derivada do ácido desidroacético, 4-metil-o-fenilenodiamina e salicilaldeído. Os complexos metálicos (II) sintetizados foram caracterizados por análise elementar, condutometria, suscetibilidade magnética, espetroscopia UV-Vis, espetroscopia de infravermelhos, espetroscopia ^1H-NMR, análise de difração de raios X em pó e também análise térmica e todos estes complexos foram também analisados quanto à atividade antimicrobiana. Nestes complexos, os ligandos comportam-se como ligandos tetradentados dibásicos. De acordo com a literatura, os complexos de Cu (II) e Ni (II) apresentam uma geometria quadrada planar e os complexos de Co (II), Mn (II) e Fe (II) apresentam uma geometria octaédrica distorcida. Os complexos de Co (II), Mn (II) e Fe (II) possuem uma estrutura cristalina monoclínica que foi comprovada pela análise de difração de raios X [83].

B. Dede et al apresentaram uma nova série de complexos homo- e hetero-nucleares de cobre (II) de N, N"- bis [1-bifenil-2-hidroxi-imino-2-(4-acetilanilino)-1-etilideno] diaminas. Os complexos de cobre (II) foram sintetizados e caracterizados por várias técnicas físico-químicas. Estes complexos foram obtidos a partir da reação de condensação entre 4-(arilaminoisonitrosoacetil) bifenilo e derivados de etilenodiamina. Todos estes complexos foram caracterizados por análise elementar, análise estequiométrica e dados espectroscópicos que revelaram que o complexo dinuclear de cobre (II) contém uma relação molar 2:1 de ligando: metal, enquanto o complexo trinuclear de cobre (II) contém uma relação molar 3:2 e os iões metálicos estão coordenados aos átomos de azoto dos ligandos.

Os picratos de metais de transição dos iões metálicos Mn^{2+}, Co^{2+}, Ni^{2+}, Cu^{2+}, Zn^{2+}, Pb^{2+}, Cd^{2+}, Hg^{2+} foram sintetizados pelos ligandos obtidos a partir do ligando N, N"- bis [1- bifenil-2-hidroxi-imino-2-(4-acetilanilino)-1-etilideno]diaminas e todos eles iões Cu^{2+} tinham uma elevada afinidade para o ligando [84].

Os complexos de metais de transição dos complexos de Co (II), Ni (II) e Cu (II) foram registados por Patil et al [85]. Estes complexos metálicos foram sintetizados a partir da base de Schiff derivada da metil tiossemicarbazona e da 5-formil-6-hidroxi-cumarina/8-formil-7-hidroxi-4-metilcumarina. Todos os complexos foram caracterizados por FT - IR, UV-Vis, ESR, FAB - massa, fluorescência, estudos magnéticos e térmicos que sugeriram que a geometria octaédrica de todos os complexos metálicos e todos estes complexos têm natureza não electrolítica. Na formação do complexo, os ligandos coordenam-se com o ião metálico através do enxofre tiona, do azoto azometina e do átomo de oxigénio fenólico.

S. D. Patil et al relataram a síntese de complexos de cobre (II) derivados da tiossemicarbazona e caracterizaram-nos através de várias técnicas espetro-químicas, utilizando espectros electrónicos, FTIR, espetroscopia NMR, espetrometria de massa e análise elementar. Com base na análise dos espectros electrónicos, sugere-se que os complexos de cobre apresentam uma geometria octaédrica e que a relação entre o ligando e o ião metálico é de 2:1, tendo estes complexos sido testados quanto à atividade antituberculosa invitro. Verificaram que os complexos de cobre são mais potentes do que os ligandos normais de tiossemicarbazona [86].

D. Kannan et al relataram a síntese de complexos de cobre (II) a partir de 1, 10 fenantrolina, tirosina e tioureia e caracterizaram-nos por análise elementar, IR, EPR e medições de condutividade. Os complexos de cobre (II) foram testados contra o ADN pBR 322 e o estudo da ligação ao ADN dos complexos de cobre (II) foi examinado por absorção eletrónica, emissão, viscosidade e métodos voltamétricos e a atividade de clivagem do ADN dos complexos foi examinada pelo método de eletroforese em gel. A literatura revelou que os complexos de cobre (II) se ligam eficazmente ao ADN, o que foi confirmado por meio de hipocromismo nos espectros electrónicos, e os complexos de cobre (II) mostraram uma atividade eficaz de clivagem do ADN em comparação com o ligando. Os complexos de cobre também mostraram uma atividade antimicrobiana eficaz contra as duas bactérias gram positivas e gram negativas, em comparação com o ligando original e o medicamento padrão estreptomicina [87].

Ahmed A. Al-Amiery et al. comunicaram a síntese de complexos de Cu(II), Co(II) e Ni(II) derivados da base de schiff (Z)-2-(pirrolidina-2-ilideno)hidrazinocarbotiamida. Todos estes complexos metálicos foram testados contra fungos de plantas e animais. Estes complexos metálicos também mostraram atividade antioxidante invitro utilizando o método DPPH. A literatura revelou que os complexos metálicos têm uma elevada atividade antifúngica em comparação com o ligando livre. Os complexos metálicos contêm uma elevada atividade antioxidante em comparação com o ligando livre [88].

S. H. Guzar et al. relataram a síntese de complexos de Co (II) e Cu (II); que foram obtidos a partir do ligando pirrolil-2-carboxaldeído isonicotinil-hidrazona e os seus complexos metálicos foram caracterizados pela análise elementar, medição da condutância, medições da suscetibilidade magnética, espetroscopia de RMN de protões, espetroscopia de IV, espetroscopia de UV-Visível, espetroscopia de ESR e análise térmica. A literatura revela que o ligando se coordena ao ião metálico através do átomo de azoto azometino e do átomo de oxigénio enólico, pelo que o ligando tem uma natureza dibásica, o que foi confirmado pelos picos dos espectros de IV. Os espectros ESR e os espectros de campo do ligando dos complexos revelaram que o complexo de cobalto apresentava uma geometria tetraédrica, enquanto o complexo de cobre apresentava uma geometria quadrada planar [89].

Ian S. Butler et al [90] referiram que os complexos de metais de transição (II) derivados dos ligandos de tiossemicarbazona são mais activos em comparação com os ligandos de tiossemicarbazona de origem. Relatou os complexos coordenados dos metais dioxovanádio, zinco, ruténio, platina e paládio a partir do ligando 6-metilpiridina-2-carbaldeído-N(4)-etiltiossemicarbazona; Nestes complexos, o ligando comporta-se como um ligando tridentado mononegativo e coordena-se através do azoto da piridina, do azometina e dos átomos de enxofre do tiol desprotonado ao metal e os complexos metálicos de paládio e zinco exibiram a atividade anticancerígena contra a linha celular de cancro humano HCT 116.

Sulekh Chandra et al [91] relataram que os complexos coordenados de ligandos de tiossemicarbazona são derivados de sais de cobre e níquel. Relatou a síntese de semicarbazona/tiossemicarbazona de p-dimetil aminobenzaldeído e os seus complexos de Cu(II) e Ni(II); verificou-se que estes complexos apresentaram uma atividade antioxidante e antibacteriana notável em comparação com os ligandos de tiossemicarbazona.

P. Vanelle et al. [92] relataram uma série de ligandos de bases de Schiff que são preparados por 4-fenil - 3 - tiossemicarbazida com diferentes grupos dadores de electrões e grupos retiradores de electrões substituídos de vários aldeídos aromáticos e sintetizaram numerosos derivados de 4 - fenil - 3 - tiossemicarbazona a partir da reação de 2-etil compostos de bromoacetato e de acetilenodicarboxilato de dietilo. Preparou uma série de bases de Schiff que contêm o número de grupos funcionais. M. K. Shah et al. referiram [93] que os complexos metálicos coordenados de Cu(II), Ni(II) e Co(II) com 1-(3-bromo-4-hidroxi-5-metoxibenzilideno)-4- (4-bromofenil) tiossemicarbazonas são mais potentes do que os ligandos originais.

P.Kalyani et al relataram que os ligandos de benzil tiossemicarbazona e também os ligandos de tiossemicarbazona substituídos e os seus complexos metálicos com o metal Pd (II) e elucidaram a estrutura dos complexos com a ajuda de vários métodos físico-químicos, nomeadamente UV-Vis, LC-MS, FT-IR, RMN, estudos magnéticos, térmicos e de condutância molar dos complexos. A geometria do composto foi encontrada como geometria planar quadrada. Os complexos foram considerados mais activos contra a linha de células cancerígenas [94].

M. M. Haque et al referiram que os complexos de Cu (II) foram sintetizados a partir de 2-hidroxibenzaldeído com 2-aminofenol e 3-aminofenol e caracterizados por várias técnicas físico-químicas, nomeadamente métodos analíticos, magnéticos e espectroscópicos. Os complexos sintetizados foram testados contra bactérias, fungos e atividade antineoplásica da célula *Ehrlich Ascites Carcinoma (EAC)*. Os complexos mostraram uma atividade significativa [95].

Abdou Saad El-Tabl et al apresentaram os complexos de cobre (II) sintetizados pelo ligando 2-hidroxi-N' -((Z)-3-(hidroxi-imino)-4-oxopentan-2-ilideno)benzohidrazida e caracterizados por várias técnicas, nomeadamente análises elementares e térmicas (DTA e TGA), IR, UV-VIS, 1H-NMR, ESR e espetroscopia de massa, susceptibilidades magnéticas. Os complexos de cobre (II) sintetizados adoptaram complexos octaédricos distorcidos. Os complexos de cobre (II) sintetizados mostraram uma atividade antineoplásica significativa contra linhas celulares HepG2 de cancro do fígado humano em comparação com o Sorafenib clinicamente utilizado [96].

G. Brindha et al. relataram complexos de cobre (II) e Ni (II) sintetizados a partir de tiossemicarbazidas N-substituídas e caracterizados por várias técnicas físico-químicas como estudos elementares e térmicos, de IR, UV-Vis e espetro EPR e estudos de suscetibilidade magnética. Os complexos sintetizados exibem uma atividade significativa contra bactérias, fungos e linhas celulares neoplásicas [97].

Sinara Monica Vitalino de Almeida et al relataram os oito novos compostos derivados da (*Z*)-2-(acridina-9-ilmetileno)-A-fenil-hidrazinacarbotiamida testados contra actividades invitro de CT - ADN. O composto sintetizado de tiossemicarbazona exibiu uma atividade significativa em relação à ligação do ADN na gama de 1,74 x 104 a 1,0 x 106 M-1 e estes compostos mostraram uma atividade antiproliferativa significativa. Esta atividade deveu-se à presença do grupo fenilo [98].

2.2 Desenvolvimento de novos agentes antineoplásicos

A atualização de um novo agente antineoplásico é um processo de várias fases e inclui etapas como a síntese, a caraterização e a prova da atividade biológica, bem como exames pré-clínicos e clínicos [99]. O teste da atividade biológica exige necessariamente a medição do efeito biológico em ensaios *in vitro* (nas linhas de células cancerosas) e *in vivo* (em animais). A maior parte dos produtos farmacêuticos bem sucedidos à base de metais teve origem em grupos de investigação universitários ou em pequenas empresas. Se as grandes empresas farmacêuticas não assumirem o trabalho alargado na área dos complexos metálicos, perder-se-ão muitas actualizações.

A primeira probabilidade parece ser menos prometedora porque conduzirá a medicamentos que não diferem muito da cisplatina. Além disso, podem ser feitas tentativas para reduzir os efeitos secundários tóxicos em comparação com o composto de origem, como foi o caso no desenvolvimento da carboplatina, ou alterar a seletividade tumoral, como no caso da oxaliplatina. A segunda abordagem está confinada a compostos com um ião central de metal pesado que não a platina. Neste caso, a gama de atividade pode ser alterada devido a diferentes propriedades químicas. Trata-se de uma abordagem de investigação científica arriscada em comparação com a primeira estratégia, mas as oportunidades de descoberta são maiores. Em suma, a ligação do complexo de platina a moléculas transportadoras é um conceito conhecido como "drug targeting". O objetivo desta abordagem é sintetizar um fármaco de platina que possua uma elevada seletividade em relação às células malignas. Esta abordagem pode ser aplicada a tumores que contenham alvos bioquímicos diferentes, em termos de estrutura ou quantidade, dos tecidos normais. O principal obstáculo ao desenvolvimento de fármacos anticancerígenos é o grande desfasamento entre os estudos pré-clínicos *in vitro* e *in vivo* e os ensaios clínicos. A razão para tal é a grande diferença entre os modelos animais experimentais e os tumores individuais dos doentes, o que torna a situação terapêutica dos doentes com cancro muito mais complexa.

2.3 Classes de produtos farmacêuticos à base de metais

Existem vários tipos de classes de fármacos à base de metais que podem ser divididos em sete grupos, dependendo da parte da estrutura que é responsável pela atividade biológica do composto [99]:

1. **Todo o complexo inerte é ativo.** Estes complexos são sintetizados a partir de componentes mais pequenos e mais simples. Um exemplo é o grupo de complexos de ruténio que são inibidores altamente potentes de proteínas cinases [100].

2. **Todo o complexo reativo é ativo.** Os complexos de cobre dos AINEs podem imitar as acções de algumas enzimas, por exemplo a superóxido dismutase, e ter um efeito analgésico. Complexos muito activos são os complexos de Mn (II) macrocíclicos [101] e de porfirina [102]. Um intermediário de cinco coordenadas está provavelmente envolvido no mecanismo de ação do complexo macrocíclico.

3. **Um fragmento do complexo é ativo.** Estes complexos são importantes porque os ligandos que não se separam podem mediar a interação com o alvo e proporcionar uma atividade selectiva. Os complexos de platina (II), como a cisplatina ou o BBR3464, são representantes deste grupo porque perdem os ligandos aniónicos (isto é, cloreto) e formam ligações coordenadas com o ADN. No entanto, os seus efeitos secundários tóxicos têm sido um problema e exigem o desenvolvimento de novos pró-fármacos menos tóxicos sob a forma de complexos de platina (IV) [103]. Além disso, uma outra utilização dos complexos de platina (IV) é a sua ativação quando expostos à luz [104].

4. **O ião metálico ou um dos seus produtos de biotransformação é ativo.** Os complexos que libertam um metal ativo são, por exemplo, os complexos de vanádio potenciadores da insulina. O ortovanadato imita o fosfato e obstrui as proteínas tirosina fosfatases, provocando um aumento da absorção celular de insulina [105]. No entanto, o problema reside na biodisponibilidade a partir do sistema gástrico. Um dos complexos de maltolato de vanádio (IV), o bis (etilmaltolato) oxovanádio (IV), parece ser eficaz e entrou na fase I dos ensaios em seres humanos sem efeitos adversos [106]. Um dos metais de transição menos tóxicos é, infelizmente, absorvido e armazenado nos ossos, resultando em efeitos secundários.

5. **O metal é um potenciador da radiação.** Embora a radiação cause muitos danos aos tecidos que estão próximos do tumor irradiado, vale a pena introduzir complexos de iões metálicos que têm o potencial de aumentar a eficácia da radiação nas células tumorais.

A motexafina gadolínio, um complexo de dagolínio, mostrou uma atividade elevada enquanto o metal se localizava em grande medida no tecido tumoral [107], melhorando o tratamento de tumores cerebrais.

6. **O ião metálico é radioativo.** Muitos metais do bloco d e do bloco f, por exemplo 67Cu e 90Y, têm isótopos radioactivos que libertam partículas beta de alta energia, que são adequadas para o tratamento de tumores. É essencial proteger os órgãos radiossensíveis não visados, como os rins ou a medula óssea. A marcação radioactiva de pequenas partículas portadoras de radionuclídeos que visam proteínas sobreexpressas em tumores tem um grande potencial.

7. **Um ou mais ligandos são responsáveis pela atividade.** Nesta categoria, os complexos funcionam como pró-fármacos e os iões metálicos desempenham um papel passivo, transportando um ligando ativo para o alvo e mantendo-o afastado das regiões onde apresentam toxicidade. Existem complexos de libertação e eliminação de NO que se revelaram eficazes em modelos animais [108]. Além disso, moléculas libertadoras de CO mostraram um efeito inotrópico positivo promissor em corações de ratos insolados [109]. Uma vez que a hipóxia tumoral constitui uma base para a seleção selectiva de tumores sólidos, os complexos de cobalto (III) foram testados como pró-fármacos notáveis activados por hipóxia [110]. Além disso, os complexos de cobre (II) dos fármacos AINE, em comparação com os agentes livres, apresentam menos danos gástricos e no intestino delgado [111].

2.4 Lacuna de investigação

1. Os fármacos antitumorais à base de metais de transição desempenham um papel muito importante na terapia anticancerígena.
2. A carbplatina é considerada um dos fármacos mais eficazes, mas apresenta toxicidades graves e os fenómenos de resistência aos fármacos limitam as suas aplicações clínicas. Assim, em desenvolvimentos recentes, tem havido uma rápida expansão na investigação e desenvolvimento de novos fármacos antineoplásicos à base de metais endógenos,
    - Para melhorar a eficácia clínica
    - Para reduzir a toxicidade geral
    - Alargar o espetro de atividade
    - Os metais endógenos podem ser menos tóxicos.
3. Os vários iões metálicos na biologia aumentaram o desenvolvimento de novos metalofármacos para além dos prejudiciais fármacos de Pt, com o objetivo de obter compostos antineoplásicos.

4. O cobre, sendo um elemento essencial, pode ser menos tóxico do que os metais Pt e Pd.

5. Várias famílias de complexos de cobre foram já estudadas por outros investigadores como potenciais agentes antineoplásicos. Os complexos de cobre têm atraído a atenção com base nos modos de ação, uma vez que são diferentes da carb-platina, cisplatina, etc. Assim, acredita-se que os complexos de cobre podem proporcionar um espetro mais amplo de atividade antineoplásica.

2.5 Objectivos

O presente trabalho centrou-se nos seguintes aspectos.

- Sintetizar os precursores dos ligandos e estudar a sua caraterização físico-química por LC - MS, UV - visível, FT - IR, 1H-NMR e[13] C-NMR.

- Para sintetizar complexos de Cu (II) a partir de precursores de ligandos sintetizados através do método de modelo e todos estes complexos serão caracterizados por várias técnicas físico-químicas como LC - MS, UV - visível, FT - IR,[1] H-NMR e[13] C-NMR.

- Para avaliar todos os complexos de cobre (II) sintetizados quanto à sua potencial atividade antimicrobiana contra *E. coli, B. subtilis, S. aureus* e *P. aurogenosa*

- Avaliar a eficácia dos complexos de cobre (II) contra a linha celular de cancro da mama humano MCF -7 utilizando o ensaio MTT e o ensaio de citotoxicidade SRB. Nesta investigação, o medicamento padrão contra o cancro da mama, o tamoxifeno, seria utilizado nas mesmas condições experimentais.

- Testar a atividade antioxidante dos complexos de cobre (II) utilizando o método DPPH e o método do peróxido de hidrogénio em concentrações variáveis (200 - 1000 pg/ml).

2.6 Formulação do problema

> Devido à menor toxicidade, à maior eficácia clínica e ao aumento das propriedades farmacológicas dos complexos de cobre em comparação com os fármacos de Pt, iremos conceber e sintetizar vários complexos de cobre (II) a partir de ligandos de base esquifática de carbohidrazona, tiossemicarbazida, semicarbazida e etileno diamina.

> Todos estes complexos de cobre serão caracterizados por várias técnicas físico-

químicas como pontos de fusão, TLC, medidas de condutância molar, análise elementar, LC-MS, FT-IR, ^{1}H-NMR, ^{13}C-NMR e espectros electrónicos, etc.

> Todos estes complexos de cobre serão avaliados como agentes antineoplásicos, antioxidantes e antimicrobianos.

Capítulo 3

METODOLOGIA

Este capítulo trata da fonte de onde foram obtidos os materiais de partida. O capítulo descreve os métodos analíticos e várias técnicas físico-químicas empregues para a caraterização e elucidação da estrutura dos ligandos recentemente sintetizados e dos seus complexos de cobre (II).

3.1 Materiais

(1) Solventes: Foram utilizados solventes E. **Merck** (grau L. R.) e Ranbaxy após purificação e secagem por métodos convencionais.

(2) Cloreto de cobre Merck (foi utilizado o grau A. R.)

Outros materiais de base utilizados no presente inquérito foram preparados a partir dos métodos descritos ou obtidos de fontes comerciais, tal como indicado no Quadro 3.1, e foram utilizados após purificação.

Quadro 3.1 Especificação dos produtos químicos

S. Não.	Nome	Fonte
1	Etanol A.R.	Merck
2	Metanol A. R.	Merck
3	Acetonitrilo LR	S.D. fino
4	Licor Amoníaco AR	Merck
5	Clorofórmio	Merck
6	Dimetil formamida-A.R.	Merck
7	Dimetilsulfóxido-A.R.	Merck
8	Diclorometano-L.R.	Merck
9	Éter dietílico - A.R.	SRL
10	Dietilmalonato - A.R.	Aldrich
11	Acetato de etilo	Merck
12	Diamina de etileno	SRL
13	Cloreto de cobre	Merck

S. Não.	Nome	Fonte
14	Hidrato de hidrazina	Merck
15	Orto - Fenileno diamina	SRL
16	P- Clorobenzaldeído	S.D.Fine
17	P- Metoxibenzaldeído	S.D.Fine
18	P- Nitrobenzaldeído	Merck
19	P- Cloroacetofenona	Qualigência
20	P- Metoxi-acetofenona	S.D.Fine
21	P- Nitroacetofenona	S.D.Fine
22	Ágar nutriente	Merck
23	Gel de agrose	Merck
24	Dimetilglioxima - LR	Merck
25	Ácido nítrico - LR	S.D. fina
26	Hidróxido de sódio - LR	CDH
27	Cloreto de sódio - LR	CDH
28	Carbondissulfureto- LR	S.D. fino
29	Sulfato de potássio - AR	CDH
30	Ácido clorídrico - LR	S.D. fino
31	Ácido sulfúrico	Merck
32	Cloridrato de semicarbazida	Merck
33	Tiosemicarbazida	Merck
34	Acetato de sódio	Merck
35	P-Toluidina	Merck
36	n-Hexano	Merck
37	2,2 Difenil - picrilhidrazil (DPPH)	Himedia
38	Ácido ascórbico	Merck
39	Ácido acético glacial	Merck
40	Acetona	Merck

3.2 Técnicas experimentais

Os pormenores das técnicas físico-químicas empregues, nomeadamente ponto de fusão, medidas de condutância, espetroscopia de infravermelhos, espetroscopia de ultravioleta, 1H-NMR, LC-MS para a caraterização e determinação estrutural dos novos ligandos sintetizados e dos seus complexos de cobre (II), são apresentados a seguir: A análise elementar de C, H e N para ligandos e complexos de cobre foi determinada numa escala semi-micro no Central Drug Research Institute, Lucknow.

A percentagem de cobre foi determinada pelo método de titulação com EDTA. O peso molecular foi determinado por crioscopia.

O teor de azoto do ligando e dos complexos foi determinado utilizando o método de Kjeldahl [112].

Os pontos de fusão/decomposição dos ligandos sintetizados e dos seus complexos de cobre (II) foram determinados colocando uma amostra finamente pulverizada num tubo capilar de vidro aberto, utilizando um aparelho de ponto de fusão digital no laboratório de química da Universidade ITM, Gwalior.

A condutância dos complexos de cobre foi medida à temperatura ambiente em DMF ou DMSO com um medidor eletrónico digital de condutividade (Digital Electronics Conductivity Bridge meter 601) no laboratório de química da Universidade ITM, Gwalior.

O ligando e os seus complexos de cobre (II) são parcialmente solúveis em água, etanol e metanol e completamente solúveis em DMF e DMSO.

3.2.1 Espectroscopia de infravermelhos

Os espectros de infravermelhos dos ligandos e dos complexos foram registados no Perkin Elmer RX - I à temperatura ambiente em KBr (para os complexos) ou em nujol (para os ligandos) no SAIF, Punjab University Chandigarh e no PC Ray Research centre, ITM University, Gwalior.

3.2.2 Espectrofotómetro UV-Visível

Os espectros electrónicos do cobre (II) foram registados no Perkin Elmer RX - 1 no PC Ray Research Centre, ITM University, Gwalior.

3.2.3 ^{1}Espectros H-NMR e^{13} Espectros C-NMR

Os espectros 1H-NMR (300 MHz) dos ligandos e complexos foram registados no espetrómetro Brucker Avance II no SAIF, Universidade de Punjab, Chandigarh, em $CDCl_3$ e DMSO d6, utilizando TMS como padrão interno. As deslocações químicas são indicadas como valores *b* (ppm). ^{13}Os espectros de RMN-C dos complexos foram registados em DMSO-d6 e CDCl .3

3.2.4 Espectroscopia de massa

Os espectros LC-MS dos complexos de Cu (II) foram registados no espetrómetro Waters Micromass Q-Tof no SAIF, Universidade de Punjab, Chandigarh.

3.3 Atividade antibacteriana in vitro

As culturas bacterianas de ensaio foram recolhidas do laboratório de microbiologia, Departamento de Ciências da Vida, Universidade ITM, Gwalior. O efeito antibacteriano *in vitro* dos complexos de cobre foi avaliado contra duas espécies de bactérias Gram-positivas *Staphylococcus aureus (MTCC 3160)* e *B. subtilis (MTCC 1134)* e duas bactérias Gram-negativas *Escherichia coli (MTCC 50), Pseudomonas aeruginosa (MTCC 1034)* pelo método de difusão em disco [113], utilizando meio de ágar nutriente. As bactérias foram subcultivadas no meio de ágar e incubadas durante 24 h a 37 °C. Os discos com um diâmetro de 5 mm foram então embebidos nas soluções de ensaio (discos de papel de filtro estéril, What man n.º 1.0) com a quantidade equivalente adequada de ligandos e complexos de cobre dissolvidos em dimetilsulfóxido estéril (DMSO) a concentrações de 1-10 mg/disco e foram colocados em placas de Petri num meio adequado previamente semeado com organismos microbianos e armazenados numa incubadora durante 24 horas. A zona de inibição à volta de cada disco foi medida e os resultados registados sob a forma de zonas de inibição (diâmetro, mm). Para esclarecer qualquer efeito do DMSO no rastreio biológico, foram efectuados estudos separados utilizando o DMSO como controlo negativo, que não revelou qualquer atividade contra quaisquer estirpes bacterianas. A tetraciclina foi utilizada como controlo positivo nesta análise antibacteriana.

3.4 Atividade antifúngica in vitro

As culturas de fungos de ensaio foram colhidas no laboratório de microbiologia, Departamento de Ciências da Vida, Universidade ITM, Gwalior. As actividades antifúngicas dos complexos de cobre foram determinadas a uma concentração (10 mg/mL) contra *Aspergillus niger* (bolor) e *Candida albicans* (levedura) em DMSO pelo método de difusão em disco, utilizando meios de ágar dextrose saboreados. Foi utilizada solução salina normal para fazer uma suspensão das espécies correspondentes. Deitaram-se 20 ml de meio de ágar em cada placa de Petri, decantou-se o excesso de suspensão e as placas foram secas em incubadora.

O excesso de suspensão foi decantado e as placas foram secas numa incubadora a 37°C durante 1 hora. As culturas foram incubadas durante 48 horas a 35°C e o crescimento foi monitorizado. A zona de inibição tem de ser medida em mm e o fluconazol foi utilizado como controlo positivo na análise antifúngica.

3.5 Atividade Antioxidante In - vitro

Foram utilizados dois métodos para a determinação da atividade antioxidante dos complexos de cobre (II) sintetizados, que são os seguintes

3.5.1 Método do peróxido de hidrogénio

Foi preparada uma solução de peróxido de hidrogénio (40mM) em tampão fosfato (pH=7,4). Os extractos (100pg/ml) em água destilada foram adicionados a uma solução de $H\ O_{22}$ (0,6 mL, 40mM). A absorvância de $H\ O_{22}$ a 230 nm foi determinada 10 minutos mais tarde em relação a uma solução em branco contendo o tampão fosfato sem $H\ O_{22}$. A percentagem de eliminação de $H\ O_{22}$ pelos complexos foi calculada da seguinte forma:

$$\%\ \text{Eliminada}\ [H\ O_{22}] = \frac{---}{Ac} \times 100$$

Em que AC é a absorvância do controlo e A_S é a absorvância na presença dos compostos [114-115].

3.5.1 Método DPPH (2,2 Difenil - picrilhidrazil)

A atividade de eliminação de radicais livres (RSA) dos complexos de cobre nas concentrações de 200, 400, 600, 800, 1000 pg/ml foi realizada na presença de uma solução recentemente preparada de DPPH de radical livre estável (0,04% p/v) de acordo com o método de Hataro [116] utilizando ácido ascórbico como padrão. Todas as análises de teste foram efectuadas em triplicado e os resultados são calculados como média. Os resultados em percentagem são expressos como a razão entre a diminuição da absorção de DPPH na presença de compostos de ensaio e a absorção de DPPH na ausência de compostos de ensaio a 517 nm por espetrofotómetro UV-visível. A percentagem de atividade de eliminação do radical livre DPPH foi medida utilizando a seguinte equação

$$\%\ RSA = \frac{Ac\ s^{-\ A}}{A_C} \quad X\ 100$$

Em que, Ac = Absorvância do controlo.

A_S = Absorvância da amostra de ensaio

3.6 Atividade Antineoplásica In - vitro

As actividades antineoplásicas dos complexos sintetizados foram avaliadas por dois métodos, que são os seguintes

3.6.1 Método SRB (Sulforhodamine-B)

O ensaio de sulforhodamina-B (SRB) foi efectuado conforme descrito anteriormente [117-118]. No final do período de incubação, as células foram fixadas com TCA a 10% durante 1 h a 4°C e, em seguida, lavadas três vezes com água desionizada para remover o TcA. As células fixadas com TcA e secas ao ar foram coradas durante 30 minutos com SRB a 0,4% (p/v) dissolvido em ácido acético a 1%. No final do período de coloração, o SRB foi removido e lavado com ácido acético a 1% para remover o corante não ligado e seco ao ar. O corante ligado foi dissolvido com base Tris 10 mM sem tampão (pH=10,5). A absorvância foi lida a 560 nm num leitor de microplacas SpectraMax Me2 (Molecular Devices Inc.). Foram também utilizados, concomitantemente, controlos adequados sem tratamento.

3.6.2 Ensaio MTT (brometo de 3-(4, 5-dimetiltiazol-2-il)-5-difenil tetrazólio)

A cultura de células em monocamada foi tripsinizada e a contagem de células foi ajustada para 1,0 x 10^5 células/ml utilizando DMEM com 10% de FBS. Em cada poço da placa de microtítulo de 96 poços, foi adicionado 0,1 ml da suspensão de células diluídas (aproximadamente 10 000 células). Após 24 h, quando se formou uma monocamada parcial, o sobrenadante foi retirado, a monocamada foi lavada uma vez com meio e foram adicionados 100 pl de diferentes concentrações de fármacos de ensaio à monocamada parcial em placas de microtítulo. As placas foram então incubadas a 37° C durante 3 dias numa atmosfera de 5% de CO_2 . Foi efectuado um exame microscópico e as observações foram anotadas de 24 em 24 horas. Após 72 h, as soluções de fármaco nos poços foram eliminadas e foram adicionados 50 pl de MTT em PBS a cada poço. As placas foram agitadas suavemente e incubadas durante 3 h a 37° C numa atmosfera de 5% de CO_2 . O sobrenadante foi retirado e foram adicionados 100 pl de propanol e as placas foram agitadas suavemente para solubilizar o formazan formado. A absorvância foi medida utilizando um leitor de microplacas a um comprimento de onda de 540 nm. A percentagem de inibição do crescimento foi calculada utilizando a seguinte fórmula e os valores da concentração do fármaco de ensaio necessários para inibir o crescimento celular em 50% (CTC_{50}) são gerados a partir das curvas de dose-resposta para cada linha celular [119].

% de inibição do crescimento = 100 $\frac{\text{DO média do grupo de teste individual}}{\text{DO média do grupo de controlo}}$ X 100

A linha celular de carcinoma da mama humano; as células MCF-7 foram obtidas do National Center for Cell Science (NCCS), Pune, Índia. As células foram cultivadas em DMEM suplementado com 10% de FBS, 100U/l de penicilina, 200mg/l de estreptomicina e 50mg/l de gentamicina, mantidas a 37°C numa incubadora humidificada a 5% de CO_2 . Para as experiências, as células foram tripsinizadas e cultivadas em placas de 6 poços (0,2 x 10^6 células/poço) e 96 poços (1,0 x 104/poço), inicialmente durante 48 horas, para permitir a fixação das células. Após 48 h, as células foram expostas a várias concentrações de complexos durante as 48 h seguintes. Cada dose foi testada em pelo menos 3 poços replicados.

3.7 Estudo morfológico celular

Para a análise morfológica, as células numa placa de 6 poços foram observadas num microscópio de contraste de fase e fotografadas (Nikon Eclipse Ti, Japão).

REFERÊNCIAS

[1] . Instituto Nacional do Cancro, www.cancer.gov.

[2] . Avendano C., Menendez J.C., "Medicinal Chemistry of Anticancer Drugs. Elsevier B.V. 1, 1-7, (2008).

[3] Wynder EL, Covey LS, Mabuchi K, "Current smoking habits by selected background variables: Their effect on future disease trends". Am J Epidemiol 100, 168-177(1974).

[4] Nandakumar A., "Consolidated report of the population based cancer registries. National Cancer Registry Programme". Conselho Indiano de Investigação Médica, 199096; Nova Deli, Índia

[5] Rao DN, Ganesh B, "Estimate of cancer incidence in India in 1991", Indian J Cancer 35, 10-8, (1998).

[6] Murthy NS, Mathew A, "Cancer epidemiology, prevention and control". Curr Sci 2004, 4-25, (2004).

[7] Kar A., "Medicinal Chemistry" Revised and Expanded Fourth Edition, New Age

International (P) Limited, New Delhi, 2009.

[8] Lissauer H., "Zwei Faelle von Leukaemie". *Berliner Klin. Wochenschrift.* Vol. 2, 100,403-404, (1865).

[9] . Tarchiani G., Vitale S., "O arsénico iniorgânico na terapia (com especial atenção para
terapia antileucémica)" *Clin. Ter.* 31, 101-116, (1964).

[10] . Collier W.A., Krauss F., "Zur experimentellen Therapie der Tumoren III. Mitteilung die Wirksamkeit verschiedener Schwermetallverbindungen auf den experimentellen Mausekrebs". *Krebsforsch.* 34, 526, (1931).

[11] . Rosenberg B., Platinum complexes for the treatment of cancer: why does the a pesquisa continua. In: Lippert B.: Cisplatina. Química e bioquímica de um importante medicamento anticancerígeno. Zurique, Suíça. Verlag Helvetica Chimica Ata, Postfach CH-8042 Zurich, Suíça, 3-27, (1999).

[12] . Rosenberg B., VanCamp L., Trosko J.E., Mansour V.H., "Platinum Compounds: a
New Class of Potent Antitumour Agents", *Nature* 222, 385, (1969).

[13] . Bruijnincx P.C.A., Sadler P.J., "New trends for metal complexes with anticancer atividade" *Curr. Opin. Chem. Biol.* 12, 197-206, (2008).

[14] . Thompson K.H., Orvig C., "Complexos metálicos em química medicinal: novas perspectivas
e desafios na conceção de medicamentos" *Dalton Trans.* 6, 761-764, (2006).

[15] . Hambley T.W., "Química - Terapêutica baseada em metais". *Science.* 318(5855) 1392- 1393, (2007).

[16] . Willingham W.M., Sorrenson J.R.J., Physiologic role of copper complexes in antineoplasia. *Trace Elem. Med.* **3**, 139-152(1986).

[17] . Tapiero H., Townsend T.M., Tew K.D., Trace elements in human physiology and
patologia. Cobre. Revisão. *Biomed. Pharmacother.* **57**, 386-398, (2003).

[18] . Arnal N., Cristalli D.O., de Alaniz M.J.T., Marra C.A., "Clinical utility of copper,

ceruloplasmina e metalotioneína no plasma de pacientes neurodegenerativos humanos e seus parentes de primeiro grau". *Brain Res.* 1319, 118130, (2010).

[19] . Molina J.A., Jimenez-Jimenez F.J., Aguilar M.V., Meseguer I., Mateos-Vega C.J.,

Gonzalez-Munoz M.J., De Bustos F., Porta J., Ortiz-Pareja M., Zurdo M., Barrios E., Martinez-Para M.C., "Cerebrospinal fluid levels of transition metals in patients with Alzheimer's disease, *J. eural Transm.* 105, 479-488, (1998).

[20] . Magaki S., Raghavan R., Mueller C., Oberg K.C., Vinters H.V., Kirsch W.M. "Ferro, cobre e proteína reguladora do ferro 2 na doença de Alzheimer e demências relacionadas". *eurosci. Lett.* 418, 72-76, (2007).

[21] . Ozcankaya R., Delibas N., "Malondialdehyde, superóxido dismutase, melatonin,

concentrações de ferro, cobre e zinco em doentes com doença de Alzheimer: estudo transversal". *Croat. Med. J.* 43, 28-32, (2002).

[22] . Markesbery W.R., "Oxidative stress hypothesis in Alzheimer's disease, *Free Radic. Biol. Med.* 23, 134-147, (1997).

[23] . Forte G., Alimonti A., Violante N., Di Gregorio M., Senofonte O., Petrucci F., Sancesario G., Bocca B., "Calcium, copper, magnesium, silicon, and zinc content of hair in Parkinson's disease", *J. Trace Elem. Med. Biol.* 19, 195-201, (2005).

[24] . Tuorkey M.J.F.-A., Abdul-Aziz K.K., "Um estudo pioneiro sobre as actividades anti-úlcera

do complexo de nicotinato de cobre [CuCl(HNA)2] na úlcera gástrica experimental induzida pelo modelo de ligação aspirina-piloris (modelo de Shay)". *Biomed.& Pharmacother.* 63, 194201, (2009).

[25] . Sharma S., Athar F., Maurya M.R., Azam A., "Copper(II) complexes with tiossemicarbazonas substituídas de tiofeno-2-carboxaldeído: síntese, caraterização e atividade antiamoébica contra E. histolytica". *Eur. J. Med. Chem.* 40, 1414-1419, (2005).

[26] . Yasumatsu N., Yoshikawa Y., Adachi Y., Sakurai H., "Antidiabético cobre (II)-picolinato: impacto do primeiro metal de transição nos complexos de

metalopicolinato". *Bioorgan. Med. Chem.* 15, 4917-4922, (2007).

[27] . Veitia M.S.-Y., Dumas F., Morgant G., Sorenson J.R.J., Frapart Y., Tomas A., "Síntese, análise estrutural e atividade anticonvulsiva de um complexo mononuclear ternário de Cu(II) contendo 1,10-fenantrolina e o principal fármaco antiepilético, o ácido valpróico", *Biochimie* 91, 1286-1293, (2009).

[28] . Rainsford K.D., Brune K., Whitehouse M.W., "Aspirin and Related Drugs: Os seus Acções e utilizações". *Birkhauser Verlag Basel und Stuttgart.* 109-117, (1977).

[29] . Pederson T.C., Aust S.D., "The role of superoxide and singlet oxygen in lipid peroxidação promovida pela xantina oxidase". *Biochem. Biophys. Res. Commun.* 52, 1071-1073, (1973).

[30] . Kovala-Demertzi D., "Complexos de metais de transição de diclofenac com potencial interessante atividade anti-inflamatória". *J. Inorg. Biochem.* 79, 153-157, (2000).

[31] . Suksrichavalit T., Prachayasittikul S., Nantasenamat Ch., Isarankura-Na-Ayudhya Ch., Prachayasittikul V., "Complexos de cobre de derivados de piridina com actividades de eliminação de superóxido e antimicrobianas". *Eur. J. Chem.* 44, 3259-3265, (2009).

[32] . Rivero-Muller A., De Vizcaya-Ruiz A., Plant N., Ruiz L., Dobrota M., "Mixed O complexo de cobre quelato, Casiopeina IIglyR, liga-se e degrada ácidos nucleicos: um mecanismo de citotoxicidade". *Chem.-Biol. Interact.* 165, 189-199, (2007).

[33] . Rosu T., Pahontu E., Pasculescu S., Georgescu R., Stanica N., Curaj A., Popescu A., Leabu M., "Synthesis, characterization antibacterial and antiproliferative activity of novel Cu(II) and Pd(II) complexes with 2-hydroxy-8-R-tricyclo [7.3.1.0.(2,7)] tridecane-13-one thiosemicarbazone". *Eur. J. Med. Chem.* 45, 16271634, (2010).

[34] . Kulkarni N.V., Hegde G.S., Kurdekar G.S., Budagumpi S., Sathisha M.P.,

Revankar V.K., "Espectroscopia, Eletroquímica e Estrutura de Complexos Metálicos de Transição 3d de Tiossemicarbazonas com Núcleo de Quinolina: Avaliação da propriedade antimicrobiana". *Spectrosc. Lett.* 43, 235-246, (2010).

[35] . Parmar S., Kumar Y., "Síntese, Estudos Espectroscópicos e Antimicrobianos do Complexos bivalentes de níquel e cobre de tiossemicarbazida". *Chem. Pharm. Bull.* 57, 603-606, (2009).

[36] . Rodriguez-Arguelles M.C., Lopez-Silva E.C., Sanmartin J., Pelagatti P., Zani F.,

"Complexos de cobre de tiossemicarbazonas de imidazole-2-, pirrole-2- e indol-3-carbaldeído: Atividade inibitória contra fungos e bactérias". *J. Inorg. Biochem.* 99, 2231-2239, (2005).

[37] . Patole J., Sandbhor U., Subhash P., Deobagkar D.N., Anson C.E., Powell A., "Química estrutural e atividade antituberculosa in vitro da acetilpiridina benzoil hidrazona e do seu complexo de cobre contra", *Mycobacterium smegmatis. Bioorg. Med. Chem.Lett.* 13, 51-55, (2003).

[38] . Jimenez-Garido N., Perello L., Ortiz R., Alzuet G., Gonzalez-Alvarez M., Canton

E., Liu-Gonzalez M., Garcia-Granda S., Perez-Priede M., "Antibacterial studies, DNA oxidative cleavage, and crystal structures of Cu(II) and Co(II) complexes with two quinolone family members, ciprofloxacin and enoxacin". *J. Inorg. Biochem.* 99, 677-689, (2005).

[39] . Bottari B., Maccari R., Monforte F., Ottana R., Rotondo E., Vigorita M.G., "Complexos de cobre (II) e níquel (II) relacionados com a isoniazida com atividade antimicobacteriana *in vitro*". *Bioorg. Med. Chem. Lett.* 10, 657-660, (2000).

[40] . Blasco F., Ortiz R., Perello L., Borras J., Amigo J., Debardemaeker T., "Síntese e estudos espectroscópicos do nitrato de cobre(II) do fármaco sulfacetamida. Estrutura cristalina de [Cu(sulfacetamida)2(NO3)2]. Estudos antibacterianos". *J. Inorg. Biochem.* 53, 117-26, (1994).

[41] . Geraghty M., Cronin J.F., Devereux M., McCann M., "Synthesis and

antimicrobial

atividade dos complexos de cobre (II) e manganês (II) a, s-dicarboxilato". *BioMetals* 13, 1-8, (2000).

[42] . Miller V.L., Gould C.J., Csonka E., Jensen R.L., "Metal coordination-compounds

do tiabendazol". *J. Agr. FoodChem.* 21, 931-932, (1973).

[43] . Singh V.P., Katiyar A., "Síntese, caraterização espetral e ação antimicrobiana atividade de alguns complexos de metais de transição (II) com acetona p-amino acetofenona benzoil-hidrazona". *Pestic. Biochem. Phys.* 92, 8-14, (2008).

[44] . Gokhale N.K., Shirisha K., Padhye S.B., Croft S.L., Kendrick H.D., Mckee V., "Metalloantimalarials: Síntese, estrutura cristalina de raios X de um potente complexo antimalárico de cobre (II) de arilazo-4-hidroxi-1,2-naftoquinona". *Bioorg. Med. Chem. Lett.* 16, 430-432, (2006).

[45] . Gokhale N.K., Padhye S.B., Billington D.C., Rathbone D.L., Croft S.L., Kendrick

H.D., Anson C.E., Powell A.K., "Síntese e caraterização de complexos de cobre(II) de piridina-2-carboxamidrazonas como potentes agentes antimaláricos". *Inorg. Chim. Ata* 349, 23-29, (2003).

[46] . Koppenol W. H., "The Haber - weiss cycle 70 years later", Redox Rep., 6(4), 229

- 234, (2001).

[47] Galaris D., Evangelou A., "The role of oxidative stress in mechanism of metal - induced carcinogenesis", Crit. Rev. Oncol. Hematol, 42(1), 93 - 103, (2002).

[48] . Colak A., Terzi U., Col M. et al., "DNA binding, antioxidant and antimicrobial activities of homo- and heteronuclear copper(II) and nickel(II) complexes with new oxime-type ligands," *European Journal of Medicinal Chemistry,* vol. 45, no. 11, pp. 5169-5175, (2010).

[49] . Hall I. H., Bastow K. F., Warren A. E., Barnes C. R., e Bouet G. M., "Cytotoxicity of cobalt complexes of furan oximes in murine and human tissue-cultured cell lines," *Applied Organometallic Chemistry*, vol. 13, no. 11, pp.

819828, (1999).

[50] . DeVita V.T., Chu Jr.E., "A History of Cancer Chemotherapy", *Cancer Res.* 68: 21, 8643-8653, (2008).

[51] . Avendano C., Menendez J.C., "Medicinal Chemistry of Anticancer Drugs". Elsevier B.V. 1, 1-7, (2008).

[52] . Hathaway B. J., In comprehensive coordination chemistry, Wilkinson G., Gillard R. D., Mc Cleverty J. A., Eds. Pergamon Press Oxford (UK), Vol. 5; pp. 533 - 594, (1987).

[53] . Mukherjee R., "O cobre na química de coordenação abrangente (II) da biologia to Nanotechnology", Mc Cleverty J. A., Meyer T. J., Eds. Elsevier Ltd., Oxford (UK), vol.6, pp. 747 - 910, (2004).

[54] . Willingham W. M., Sorrenson J. R. J., "Physiologic role of copper complexes in antineoplasia". Trace Elem. Med., 3, 139-152, (1986).

[55] . Ekamparam A., Markandan U., Rangappan R., "Complexos metálicos (II) de relevância bioinorgânica e medicinal: estudos antibacterianos, antioxidantes e de clivagem de ADN de complexos tetradentados envolvendo O, N - ambiente doador de 3, 3' - base de Schiff baseada em dihidroxibenzidina", Int. J. of Pharm. and Pharmaceu. Sci., 5 (2), (2013).

[56] . Kuz'min V.E., Lozitsky V. P., Kamalov G.L., Lozitskaya R. N., Zheltvay A. I., Fedtchouk A. S., Kryzhanovsky D. N., "The macrocyclic Schiff basesof 2,6-bis(2- and 4-formylaryloxymethyl)pyridines and their copper (II) metal complexes show the anticancer activity", Ata Biochimica polonica, 47 (3), 867-875, (2000).

[57] . Petering H.G., Van Giessen G.J., "o papel essencial dos iões cúpricos na biologia atividade da 3-etoxi-2-oxobutiraldeído bisthiosemicarbazona, um novo agente antitumoral. Peisach J., Aisen P., Plumberg W.E. (eds) The Biochemistry of Copper. Academic Press, Nova Iorque, 197, (1965).

[58] . Dwyer D.H., Petering H.G., "Quelatos metálicos de 3-etoxi-2-oxobutiraldeído bis(semicarbazone) H KTS" Sartorelli A.C., Johns D.G. (eds) "Antineoplastic and Immunosupressive Agents" Springer-Verlag, New York, Vol II, 841, (1975).

[59] . Pauling L., Kimoto E., Tanaka H., Gyotoku J., Morishige F., "Enhancement of antitumor activity of ascorbate against Ehrlich ascites tumor-cells by the copperglycylglycylhistidine complex", Cancer Res. 43, 824-828, (1983).

[60] . Kachadourian R., Brechbuhl H.M., Ruiz-Azuara L., Gracia-Mora I., Day B.J., "Casiopeina IIgly-induced oxidative stress and mitochondrial dysfunction in human lung cancer A549 and H157 cells", Toxicology, 268, 176-83 (2010).

[61] . De Vizcaya-Ruiz A., Rivero-Muller A., Ruiz-Ramirez L., Howarth J.A., Dobrota M., "Hematotoxicity response in rats by the novel copper-based anticancer agent: casiopeina II", Toxicology, 194, 103-113, (2003).

[62] . Alemon-Medina R., Brena-Valle M., Munoz-Sanchez J.L., Gracia-Mora M.I., Ruiz-Azuara L., "Induction of oxidative damage by copper-based antineoplastic drugs (Casiopeinas R)", Cancer Chemother. Pharmacol. 60, 219-228, (2007).

[63] . Gutteridge J.M.C., Halliwell B., "the role of superoxide and hydroxyl radicals in a degradação do ADN e da desoxirribose induzida por um complexo de cobre-fenantrolina". Biochem. Pharmacol. 31, 2801, (1982).

[64] . Mohindru A., Fisher J.M., Rabinovitz M., "2, 9-Dimethyl-1, 10-phenanthroline (neocuproína): uma potente citotoxina dependente do cobre com atividade antitumoral", Biochem. Pharmacol. 32, 3627, (1983).

[65] . Garcia-Gimenez J.L., Gonzalez-Alvarez M., Liu-Gonzalez M., Macias B., Borras J., Alzuet G., "Toward the development of metal-based synthetic nucleases: Ligação do ADN e clivagem oxidativa do ADN de um complexo misto de cobre(II) com N-(9H- purina-6-il)benzenossulfonamida e 1,10-fenantrolina. Atividade antitumoral em células Caco-2 humanas e linfócitos T Jurkat.

Avaliação das proteínas p53 e Bcl-2 no mecanismo apoptótico", J. Inorg. Biochem. 103, 923-934, (2009).

[66] . Kumar R.S., Arunachalam S., Periasamy V.S., Preethy C.P., Riyasdeen A., Akbarsha M.A., "DNA binding and biological studies of some novel water-soluble polymercopper(II)-phenanthroline complexes", Eur. J. Med. Chem. 43, 20822091, (2008).

[67] . Leuthauser S.W.C., Oberley L.W., Oberley T.D., Sorenson J.R.J., Ramakrishna K., "Antitumor effect of a copper coordination compound with superoxide dismutase- like activity", J. atl. Cancer Inst. 66, 1077-1081, (1981).

[68] . de Alvare L.R., Goda K., Kimura T., "Mechanism of superoxide anion scavenging pelo complexo de bis(salicilato)cobre(II)", Biochem. Biophys. Res. Comm., 69, 687, (1976).

[69] . Egner P.A., Kensler T.W., "Effects of a biomimetic superoxide dismutase on complete and multistage carcinogenesis in mouse skin", Carcinogenesis, London, 6, 1167-1172, (1985).

[70] . Petering D.H., "Reação de complexos de cobre com células de Ehrlich", Schrauzer G.N. (ed) Inorganic and Nutritional Aspects of Cancer, Plenum Press, Nova Iorque, 179, (1978).

[71] . Tamura H., Imai H., "Um novo complexo antitumoral: Bis(acetato) bis (imidazole) cobre(II)", J. Am. Chem. Soc., 109, 6870-6871, (1987).

[72] . Saczewski F., Dziemidowicz-Borys E., Bednarski P.J., Grunert R., Gdaniec M., Tabin P., "Synthesis, crystal structure and biological activities of copper(II) complexes with chelating bidentate 2-substituted benzimidazole ligands", J. Inorg. Biochem. , 100, 1389- 1398, (2006).

[73] . Dabrowiak J.C., "The coordination chemistry of bleomycin: A review", J. Inorg. Biochem, 13, 317-337, (1980).

[74] . Ehrenfeld G.M., Rodriguez L.O., Hecht S.M., Chang C., Basus V.J., Oppenheimer
N.J., "Copper (I)-Bleomycin: Structurally Unique Complex That Mediates Oxidative DNA Strand Scission", Biochemistry, 24, 81-92, (1985).

[75] . Rangappan R., Markandan U., Ekamparam A., "Complexos metálicos (II) de relevância bioinorgânica e medicinal: Estudos antibacterianos, antioxidantes e de clivagem de DNA de complexos tetradentados envolvendo O, N - ambiente doador de bases de Schiff baseadas em 3, 3' - dihidroxibenzidina", Int. J. of Phar. and Pharmeceu sci., 5(2), 573-281, (2013).

[76] . Cerchiaro G., Ferreira A. M. da C., "Oxindóis e Complexos de Cobre com Derivados de Oxindole como Potenciais Agentes Farmacológicos", J. Braz. Chem. Soc., Vol. 17, No. 8, 1473-1485, (2006).

[77] . Seleem H. S., "Complexos de metais de transição de uma quinolil hidrazona isatínica"
Chemistry Central Journal, 5:35 http://journal.chemistrycentral.com/content/5/1/35, (2011).

[78] . Chandra S. e Ballabh P., "Síntese, caraterização e físico-química
estudos de complexos de Ni (II) e Cu (II) com alguns ligandos doadores de azoto-oxigénio e azoto-enxofre", IJPSR, Vol. 4(6), 2393-2399, (2013).

[79] . Ibrahim O. B., Mohamed M. A. e Refat M. S., "Nano Sized Schiff Base
Complexos com os Metais Mn(II), Co(II), Cu(II), Ni(II) e Zn(II): Síntese, Estudos Espectroscópicos e Medicinais", Canadian Chemical Transactions, 2 (2), 108-121, (2014).

[80] . Rajendiran V. , Karthik R., Palaniandavar M., Stoeckli-Evans H., Periasamy V. S., Akbarsha M. A., Srinag B. S., Krishnamurthy H., "Complexos de cobre(II)-fenolato de ligandos mistos: Effect of Coligand on Enhanced DNA and Protein Binding, DNA Cleavage, and Anticancer Activity" Inorganic Chemistry, Vol. 46, No. 20, 8208-21, (2007).

[81] . Reddy P. S., Ananthalakshmi P. V. e Jayatyagaraju V., "Synthesis and
structural studies of first row transition metal complexes with tetradentate ONNO

donor schiff base derived from 5-Acetyl 2,4- dihydroxyacetophenone and ethylenediamine", E-Journal of Chemistry, 8:1, 415-420, (2011).

[82] . Tella A. C., Obaleye J. A. e Obiyenwa G. K., "Spectrophotometric study of stability constants of dapsone- Cu(II) complex at different temperatures", Journal of Pharmacy Research, 4:1, 241-244, (2011).

[83] . Munde A. S., Jagdale A. N., Jadhav S. M. e Chondhekar T. K., "Synthesis, caraterização e estudo térmico de alguns complexos de metais de transição de um ligando de base de Schiff tetradentada assimétrica", J. Serb. Chem. Soc., 0-11, (2010).

[84] . Dede B., Karipcin F. e Cengiz M., "Síntese, caraterização e extração studies of N,N"-bis[1-biphenyl-2-hydroxyimino-2-(4-acetylanilino) -1-ethylidene]- diamines and their homo and heteronuclear copper(II) complexes", Journal of Chemical Sciences, 121:2, 163-171, (2009).

[85] . Patil S. A., Naik V. H., Kulkarni A. D., e Badami P. S., "DNA cleavage, estudos antimicrobianos, espectroscópicos e de fluorescência de complexos de Co(II), Ni(II) e Cu(II) com bases de Schiff de cumarina doadoras de SNO", Spectrochim. Ata. A: Mol. Biomol. Spectrosc. 75:1, 347-354, (2010).

[86] . Patil S D., Kamble R. D., Hese S. V., Achaya A. P., Dawane B. S., Kote J. R. e Gachhe R. N., "Síntese e atividade antimicobacteriana de complexos de Cu (II) contendo ligandos de tiossemicarbazonas" Pelagia Research Library Der Pharmacia Sinica, 4(2), 171-175, (2013).

[87] . Kannan D., Arumugham M. N., "Síntese, Caracterização, Ligação ao ADN Studies and antimicrobial activity of Copper(II) Complex with 1,10 Phenanthroline, L-Tyrosine and Thiourea as Ligands" International Journal of Research in Controlled Release, 2(4), 10-17, (2012).

[88] . Ahmed A. Al-Amiery, Kadhum A. A. H. e Mohamad A. B., "Antifúngicos e Antioxidant Activities of Pyrrolidone Thiosemicarbazone Complexes", Bioinorganic Chemistry and Applications, Article ID 795812, 6 páginas doi:10.1155/2012/795812, (2012).

[89] . Guzar S. H. e Qin-han J. I. N., "Síntese, caraterização e estudos espectrais

de novos complexos de cobalto(II) e cobre(II) de pirrolil-2-carboxaldeído isonicotinoil-hidrazona", J. Appl. Sci., 8:13, 2480-2485, (2008).

[90] . Ian S. Butler, Shadia A., Elsayed, AhmedM., El-Hendawy, Sahar I.Mostafa, Bertrand J. Jean-Claude e Margarita Todorova, "Atividade Antineoplásica de Novos Complexos de Metais de Transição de 6-Metilpiridina-2-carbaldeído-N (4)-etiltiossemicarbazona: X-Ray Crystal Structures of [VO2(mpETSC)] and [Pt(mpETSC)Cl]", Bioinorganic Chemistry and Applications, Article ID 149149, 11 páginas doi:10.1155/2010/149149, (2010).

[91] . Chandra S., Goel S., Dhar Dwivedi S., "estudos espectroscópicos e biológicos sobre

Complexos de cobre (II) e níquel (II) recentemente sintetizados com p-dimetilaminobenzaldeído semicarbazona e p-dimetilaminobenzaldeído tiossemicarbazona", Int. J. of Appl. Bio. and Pharmaceu. Tech., 3(3), 149-159, (2012).

[92] . Vanelle P., Benmohammed A., Khoumeri O., Djafri A., Terme T., "Síntese de Novos derivados de 4-Thiazolidinone altamente funcionalizados a partir de 4-Fenil-3-tiossemicarbazonas", Molecules, 19, 3068-3083, doi: 10.3390/molecules19033068 (2014).

[93] . Shah M. K., Tada R., Chavda N., "Síntese e caraterização de alguns novos derivados de tiossemicarbazida e seus complexos de metais de transição", J. Chem. Pharm. Res., 3(2), 290-297, (2011).

[94] . Kalyani P., Adharvanachary M., Kinthada Prakash. M. M. S., "Síntese, caraterização e atividade de nuclease de alguns novos complexos de Paládio (II) de benzil tiossemicarbazona (BTSC) e tiossemicarbazonas substituídas", Int J Pharm Biomed Sci, 3(2), 75-79, (2012).

[95] . Haque M. M., Md. Kudrat-E-Zahan, Laila Arjuman Banu, Md. Shariful Islam, e

M. S. Islam "Síntese e Caracterização com Estudos Antineoplásicos, Bioquímicos, Citotóxicos e Antimicrobianos de Complexos de Íons Cu(II) de Base Schiff" Química Bioinorgânica e Aplicações, Artigo ID 923087, 7 páginas,

2015.

[96] . Abdou Saad El-Tabl, MoshiraMohamed Abd El-Waheed, Mohammed AhmedWahba, e Nahla Abd El-Halim Abou El-Fadl[1] , "Síntese, Caracterização e Atividade Anticancerígena de Novos Complexos Metálicos Derivados de 2-Hidroxi-3-(hidroxi-imino)-4-oxopentan-2-ilideno)benzohidrazida" Bioinorganic Chemistry and Applications, Artigo ID 126023, 14 páginas, 2015.

[97] . Brindha G. e Vijayanthimala R., "Síntese e caraterização de novos Complexos de cobre(II), níquel(II) de tiossemicarbazidas N-substituídas: Evaluation of anti-bacterial, anti-fungal and anti-cancer activities", Journal of Chemical and Pharmaceutical Research, 7(3):225-231, 2015.

[98] . de Almeida S. M. V., Lafayette, E. A., da Silva L. P. B. G., da Cruz Amorim C. A., de Oliveira T. B., Ruiz A. L. T. G., de Carvalho J. E., de Moura R. O., Beltrao E. I. C., de Lima M. do C. A. e Junior L. B. de C.. "Síntese, Ligação ao DNA e Atividade Antiproliferativa de Novos Derivados de Acridina-Thiossemicarbazona" *Int. J. Mol. Sci., 16,* 13023-13042; doi:10.3390/ijms160613023, 2015.

[99] . Hambley T.W., "Developing new metal-based therapeutics: challenges and Oportunidades". *Dalton Trans.* 43, 4929-4937, (2007).

[100] . Bregman H.; Carroll P.J.; Meggers E. "Rapid access to unexplored espaço químico por varrimento do ligando em torno de um centro de ruténio: Descoberta de inibidores potentes e selectivos da proteína quinase". *J. Am. Chem. Soc.* 128, 877-884, (2006).

[101] Riley D.P., Lennon P.J., Neumann W.L., Weiss R.H., "Toward the rational conceção de mímicos da superóxido dismutase: Estudos mecanísticos para a elucidação dos efeitos dos substituintes na atividade catalítica de complexos macrocíclicos de manganês(II)". *J. Am. Chem. Soc.* 119, 6522-5528, (1997).

[102] Pacher P., Liaudet L., Bai P., Mabley J.G., Kaminski P.M., Virag L., Deb A., Szabo E., Ungvari Z., Wolin M.S., Groves J.T., Szabo C., "Potent metalloporphyrin peroxynitrite decomposition catalyst protects against the development of doxorubicininduced cardiac dysfunction". *Circulation.* 107,

896904, (2003).

[103] Hall M.D., Dolman R.C., Hambley T.W., "In Metal Complexes in Tumor Diagnosis and as Anticancer Agents", Metal Ions in Biological Systems, ed. A. Sigel and H. Sigel, Marcel Dekker, Inc. New York & Basel, vol. 24, 297-37, (2004). A. Sigel and H. Sigel, Marcel Dekker, Inc., New York & Basel, vol. 24, 297-322, (2004).

[104] . Bednarski P.J., Grunert R., Zielzki M., Wellner A., Mackay F.S., Sadler P.J., "Lightactivated destruction of cancer cell nuclei by platinum diazide complexes". *Chem. Biol.* 13, 61-67, (2006).

[105] . Fantus I.G., Deragon G., Lai R., Tang S., "Modulation of insulin action by vanadato: Evidência de um papel da atividade da fosfotirosina fosfatase para alterar a sinalização celular". *Mol.Cell. Biochem.* 153,103-112, (1995).

[106] Thompson T.H., Orvig C., "Vanadium in diabetes: 100 years from Phase 0

para a Fase I". *J. Inorg. Biochem.* 100, 1925-1935, (2006).

[107]. Sessler J.L., Seidel D., "Synthetic expanded porphyrin chemistry" *Angew. Chem. Int. Edit.* 42, 5134-5175, (2003).

[108] Hutchings S.R., Song D.Z., Fricker S.P., Pang C.C.Y., "The ruthenium-O AMD6221, um sequestrador de óxido nítrico, aumenta a reatividade cardiovascular à noradrenalina em ratos com diabetes induzida por estreptozotocina". *Eur. J. Pharmacol.* 528, 132-136, (2005).

[109] . Musameh M.D., Fuller B.J., Mann B.E., Green C.J., Motterlini R., "Positive inotropic effects of carbon monoxide-releasing molecules (CO-RMs) in the isolated perfused rat heart" *Br. J. Pharmacol.* 149, 1104-1112, (2006).

[110] . Failes T.W., Cullinane C., Diakos C.I., Yamamoto N., Lyons J.G., Hambley T.W., "Studies of a cobalt(III) complex of the MMP inhibitor marimastat: A potential hypoxiaactivated prodrug". *Chem. Eur. J.* 13, 2974-2982, (2007).

[111] . Weder J.E., Dillon C.T., Hambley T.W., Kennedy B.J., Lay P.A., Biffin J.R., Regtop H.L., Davies N.M., "Copper complexes of non-steroidal

antiinflammatory drugs: an opportunity yet to be realized". *Coord. Chem. Rev.* 232, 95-126, (2002).

[112]Verma R. M., "Analytical chemistry, Theory and Practice" Terceira edição, CBS Publishers & Distributors, Nova Deli.

[113]Chandra S., Goel S., Dhar Dwivedi S., "estudos espectroscópicos e biológicos sobre complexos de cobre (II) e níquel (II) recentemente sintetizados com p-dimetilaminobenzaldeído semicarbazona e p-dimetilaminobenzaldeído tiossemicarbazona", Int. J. of Appl. Bio. and Pharmaceu. Tech., 3(3), 149-159, (2012).

[114]Benmohammed A., Khoumeri O., Djafri A., Terme T., Vanelle P., "Síntese de novos derivados de 4-tiazolidinona altamente funcionalizados a partir de 4-fenil-3-tiossemicarbazonas", Molecules, 19, 3068-3083, doi: 10.3390/molecules19033068 (2014).

[115]Tada R., Chavda N., Shah M. K., "Synthesis and characterization of some new thiosemicarbazide derivatives and their transition metal complexes", J. Chem. Pharm. Res., 3(2), 290-297, (2011).

[116] Burits M., Bucar F., Phyto Ther Res, 14, 323 (2000).

[117]Nigam M., Ranjan V., Srivastava S., Sharma R., Balapure A. K., Centchroman induz paragem G0/G1 e apoptose dependente de caspase envolvendo despolarização da membrana mitocondrial em células de cancro da mama humano MCF-7 e MDA MB-231, *Life Sci.* 82,577-90, (2008).

[118]Skehan P., Storeng R., Scudiero D., Monks A., McMahon J., Vistica D., Warren J.T., Bokesch H., Kenney S., Boyd M.R., New colorimetric cytotoxicity assay for anticancer-drug screening, *J. Natl. Cancer Inst.* 82, 1107-1112 (1990).

[119]Pavan Kumar Bellamakondi, Ashok Godavarthi, Mohammed Ibrahim, Seetaram Kulkarni, Ramchandra Naik M, Maradam Sunitha. Citotoxicidade *in vitro* de espécies de caralluma por MTT e exclusão do corante azul de Tripan. *Asian JPharm Clin Res,* Vol 7, Issue 2, 17-19, (2014).

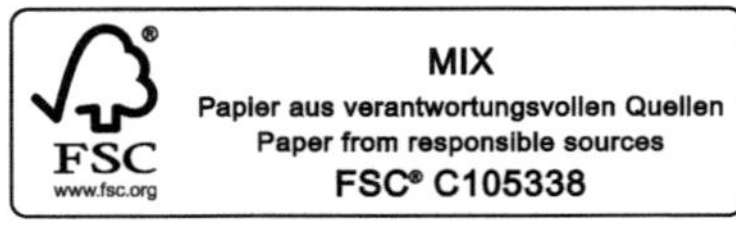

Printed by Books on Demand GmbH, Norderstedt / Germany